风雨历程

宁夏医院管理协会
20年工作纪实

崔学光　主编

江洪　韩建宁　副主编

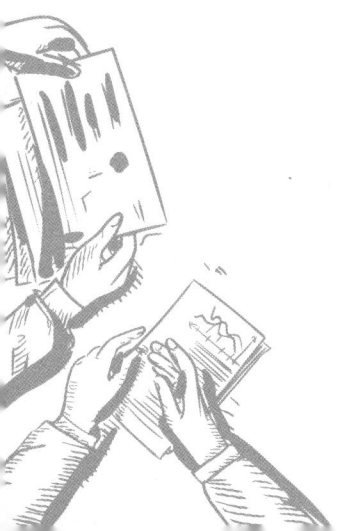

清华大学出版社

北京

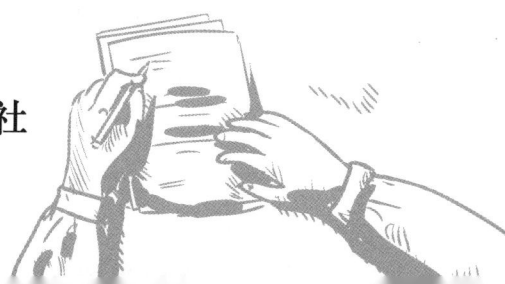

图书在版编目（CIP）数据

风雨历程：宁夏医院管理协会 20 年工作纪实 / 崔学光主编 . — 北京：清华大学出版社，2024.5
ISBN 978-7-302-66222-8

Ⅰ . ①风… Ⅱ . ①崔… Ⅲ . ①宁夏医院管理协会—概况 Ⅳ . ① R197.32

中国国家版本馆 CIP 数据核字（2024）第 096764 号

责任编辑：孙　宇
封面设计：钟　达
责任校对：李建庄
责任印制：沈　露

出版发行：清华大学出版社
　　　　　网　　　址：https://www.tup.com.cn，https://www.wqxuetang.com
　　　　　地　　　址：北京清华大学学研大厦 A 座　　　邮　　编：100084
　　　　　社 总 机：010-83470000　　　　　　　　　　　邮　　购：010-62786544
　　　　　投稿与读者服务：010-62776969，c-service@tup.tsinghua.edu.cn
　　　　　质量反馈：010-62772015，zhiliang@tup.tsinghua.edu.cn
印 装 者：三河市龙大印装有限公司
经　　销：全国新华书店
开　　本：165mm×235mm　　　印　张：11　　　字　数：127 千字
版　　次：2024 年 6 月第 1 版　　　　　　　　印　次：2024 年 6 月第 1 次印刷
定　　价：138.00 元

产品编号：105219-01

风雨历程

编写指导委员会

主　委　崔学光

副主委（以姓氏笔画为序）

王龙成　宁夏回族自治区中医医院暨中医研究院

江　洪　宁夏回族自治区宁安医院

杨廷江　宁夏回族自治区卫生健康委员会

张　波　宁夏回族自治区卫生健康委员会

周　玮　宁夏回族自治区人民医院

赵正生　宁夏回族自治区卫生健康委员会

郭　龙　银川国龙骨科医院

韩建宁　宁夏医院协会

薛　红　宁夏医院协会

编　委（以姓氏笔画为序）

朱　磊　宁夏回族自治区妇幼保健院

朱江宁　石嘴山市第二人民医院

任宏新　宁夏回族自治区中西医结合医院

刘东华　银川市第一人民医院

李　云　石嘴山市卫生健康委员会

风雨历程

编 委 会

风雨历程

序　言

　　宁夏医院管理协会成立至今，已经走过了 20 年的历程。为了把 20 年来协会做的主要工作和重大事件记录下来，为协会今后健康发展，总结一些可资借鉴的经验，我们组织编写了这部《风雨历程——宁夏医院管理协会 20 年工作纪实》。

　　时间是奋斗的见证，镌刻着前行的足迹。

　　20 年来，我们坚持党的领导，充分发挥桥梁纽带作用，积极承接政府转移职能。从组织创建"百姓放心医院"到政府疾病应急救助资金审核；从全区医院质控中心日常事务管理到政府健康扶贫工作评估考核；从宁夏社会办医现状调研到银川市社会办医机构年度校验；从承担国家卫健委基层人才培养教材编写到组织开展全区"民营医院管理年"活动，做了大量有益工作，取得显著成效，受到各级政府有关部门和社会的肯定与好评。

　　20 年来，我们致力于服务会员、服务行业。为了激发广大医务工作者凝心聚力的工作热情，我们大力助推医院文化建设。从 2012 年起，连续八年举办全区"医院杯"职工球类运动会。从 2014 年起开展了宁夏医院管理协会"科技创新奖"及"优秀论文"的评选活动。此举，极大调动和鼓舞了广大医务工作者爱岗敬业的工作热情。

　　20 年来，我们认真按章履职，创建品牌活动。为了学习和借鉴国内外医院管理先进经验，组织医务人员到欧洲、新加坡及我国香港地区、台湾地区等发达省市培训学习，并邀请知名专家来我区讲学。通过大力开展对外交流与合作，使医务工作者和管理人员开拓了视野，提升了内涵。

　　20 年来，我们致力于推动医院医疗质量提升和服务大众，成立了院感、药事、临检、医疗质量、民营、医保、病案、后勤、输血、营养、病理、职业病、疾病与健康管理、护理、健康科普专家委员会等 15 个分支机构。通过制定标准、规范和开展继续教育等措施，推动和提高了医院的医疗质量和服务能力。

20 年来，我们坚持依法办会、自主办会、民主办会、节俭办会、创新办会的原则，认真履职，充分发挥服务会员、服务行业、服务政府、服务社会的神圣职责，为提高全区医院的科学管理水平和社会发展贡献了协会力量。

20 年很短，2001 年协会初创成立的隆重场景还历历在目，就像是昨天的事情一样，一切几乎是弹指一挥间。还有很多事情未来得及做，就已经走过了 20 个春夏秋冬。

20 年很长，我们经历和参与了抗击 2003 年突如其来的非典、2009 年 H1N1 禽流感和 2020 年波及全球的新冠疫情大流行；我们经历和见证了新医改的实施和我国脱贫攻坚战取得全面胜利；我们也经历和见证了 14 亿人民同步进入小康社会，人民生活和医疗卫生事业发生的沧桑巨变。

天道酬勤，不忘初心！

通过 20 年的不懈努力，协会不断发展壮大。现在已经拥有 15 个分支机构，团体会员 127 家，个人会员 1046 人，成为全区行业内中影响力较大的协会之一。被自治区民政厅评定为《国家"5A"级社会组织》和《履行社会责任的优秀社会组织》；连续 7 年荣获自治区科协《全区先进学会》称号。

当前，我们国家已进入高质量发展新的时代，随着国家对社会组织的重视与支持力度的不断加强。相信宁夏医院管理协会的前景会更加光明，必将为助力宁夏卫生健康和经济社会发展做出新的更大贡献！

宁夏医院管理协会会长　崔学光

2024 年 3 月

前　言

　　本书全面回顾总结了宁夏医院管理协会自 2001 年成立以来 20 年的工作纪实。全书共分宁夏医院管理协会历史沿革，拓展服务空间、承接政府职能，搭建学术平台、营造学术氛围，加强党的建设、坚持党建强会，开展社会公益、履行社会责任，发挥协会优势、助力乡村振兴，深化对外交流、助力高质量发展，发展分支机构、拓展服务功能，活跃文化生活、点燃会员激情，践行使命担当、绽放抗疫风采，誉望所归、硕果累累等 11 个章节，较全面总结了宁夏医院管理协会 20 年的工作纪实。

　　宁夏医院管理协会 20 年的风雨历程，探索出了一条发挥社会组织的桥梁纽带作用，为政府部门当好参谋助手，助推医院高质量发展的成功之路。

　　千帆竞发百舸争流！

　　回首往昔，我们无比骄傲和自豪；展望未来，我们充满信心。在未来的发展中，相信在党和政府利好政策和关心支持下，在全体会员的共同努力下，宁夏医院管理协会必将以更加高昂的姿态，为推动宁夏医院科学管理和高质量发展作出不懈努力。

　　由于时间关系和编者水平有限，在编写此书过程中难免有疏漏之处，敬请批评指正。

编者

2024 年 2 月

目 录

风雨历程

第一章

宁夏医院管理协会发展历史沿革

　　宁夏医院管理协会是经宁夏回族自治区民政厅批准成立的非营利社会组织，协会前身是宁夏医学会的一个分支机构，1995 年卫生部牵头成立了中华医院管理学会，为了保持与中华医院管理学会的交流协作和信息沟通，自治区卫生厅批准成立了宁夏医学会医院管理分会，卫生厅医政处王富才处长任分会会长。

　　2001 年，自治区卫生厅牵头组织，积极筹备，经过酝酿和协商，形成了宁夏医院管理学会第一届理事会、常务理事、领导班子候选人的方案，报请自治区民政厅审核批准，成立宁夏医院管理学会。于 2001 年 7 月 10 日召开了第一届会员代表大会，选举产生了第一届理事会、常务理事会和领导班子。自治区卫生厅副厅长窦文敏担任第一届理事会会长，吴敬祝、崔耀武、施伟忠、王天雍、种智民、王忠和担任副会长。吴敬祝兼秘书长。高如宏、魏新、马竹兰任副秘书长。成立大会在宁夏宾馆召开，自治区副主席刘仲和中国医院管理学会会长曹荣桂出席了成立大会并讲话。

　　2004 年 6 月宁夏医院管理学会更名为宁夏医院管理协会。

　　2011 年 3 月在银川凯达宾馆召开宁夏医院管理协会第二次会员代表大会。选举自治区卫生厅副厅长崔学光任会长，窦文敏任名誉会长，赵正生、阮越盛、井树理、穆广态、贾维东、田原、苏颖、吴敬祝任副会长，秘书长由赵正生兼任。马竹兰、迟名伟、梁德宁担任副秘书长。中国医院管理协会会长曹荣贵、秘书长李月东专程到会并致辞（图 1-1、图 1-2）。协会自第二届理事会换届以来主动承接政府转移职能，积极献言献策，承接了国家卫健委、自治区卫健委、自治区人社厅及银川市卫健委委托的多项职能，并保质保量完成工作任务，得到各部门的一致好评。协会每年组织十

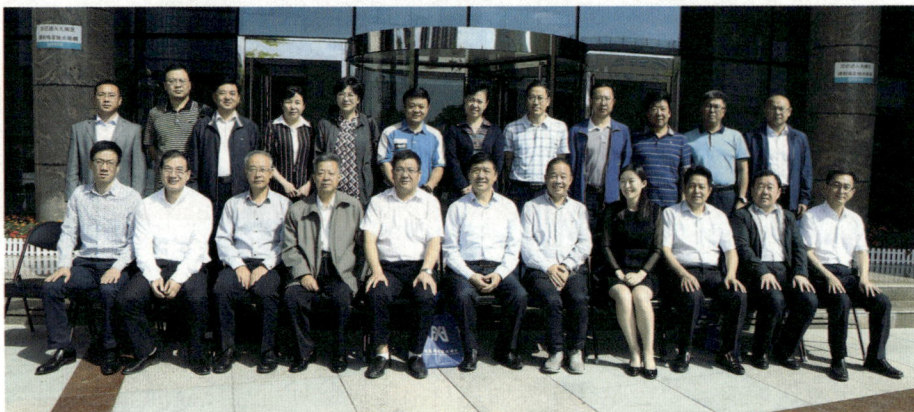

图 1-1　第三届理事会第一次全体会议领导嘉宾合影留念

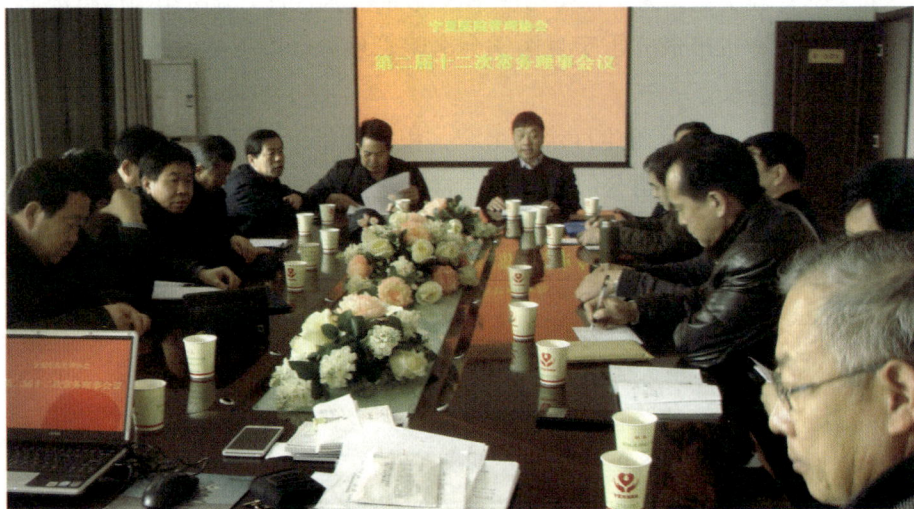

图 1-2　宁夏医院管理协会第二届理事会第十二次常务理事会

余次大型医院管理学术交流活动，并多次组织对外学术交流和培训活动，组织会员单位的专家赴中国台湾、中国香港地区参加培训交流。每年组织一次"医院杯"职工运动会，每 2 年开展一次医院管理科技创新奖和优秀论文的评选活动，每年组织评选优秀分支机构等活动，极大地调动了会员单位及分支机构的积极性。

2017 年 9 月 23 日，召开宁夏医院管理协会第三次会员代表大会。经自治区党委组织部批准，自治区卫计委巡视员崔学光当选会长，张波、赵正生、王龙成、江洪、王建华、马晓飞、郭龙、迟名伟、李林贵、李晓林当选副会长。江洪兼任秘书长，韩建宁、薛红、张彦杰、钱莹、叶丹担任副秘书长；朱东任监事长；谷小娟、徐海洋任监事。后因工作原因，李林贵、李晓林辞去副会长职务，增补宁夏医科大学总院副院长周玮、宁夏回族自治区卫健委医政药政处处长杨廷江为副会长（图1-3）。中国医院协会会长刘谦在北京为大会做了视频讲话，并派副秘书长孙宇专程到会祝贺。自治区政协副主席、卫计委主任马秀珍出席会议并致辞。

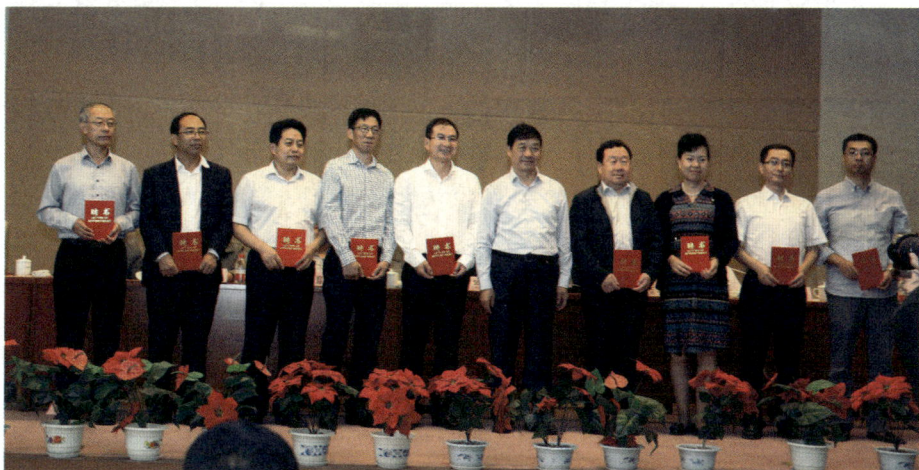

图1-3　为新当选的副会长颁发聘书

自第三届理事会换届以来，协会认真贯彻落实党的十九大、二十大会议精神和习近平总书记新时代中国特色社会主义思想，不断开拓创新，加强党建引领，促进协会健康发展。充分发挥党员先锋作用，组织自治区专家到平罗县陶乐镇、金凤区丰登镇、平罗县铁东社区、红寺堡区、中卫沙坡头区等十多个基层社区开展新时代文明实践活动，累计受益群众2万余人。

宁夏医院管理协会于2017年正式加入宁夏回族自治区科学技术协会，成为科协的团体会员单位。在自治区科协的指导下，协会多次荣获全区优秀学会。

分别于2012年和2021年两次被评定为国家"5A"级社会组织。

2017年5月，经自治区卫计委机关党委批准，协会成立党支部，崔学光任支部书记。2018 年，协会党支部被自治区民政厅社会组织综合党委评定为"三星级"党支部。

2020 年，根据国家对社会组织管理的要求，宁夏医院管理协会与宁夏回族自治区卫生健康委脱钩。

近年来，协会积极履行社会责任，组织自治区三级医院专家到基层市县（如原州区、隆德县、盐池县等地）开展大型义诊、咨询、科普宣传等活动，让山区群众在家门口享受三甲医院专家服务。为医疗精准扶贫、助力乡村振兴及改善当地基层医疗条件做了大量有益工作，受到社会和当地群众认可和好评。

2020 年新冠疫情期间，协会会员单位及分支机构 700 余名医务人员驰援湖北。分支机构负责人周玮、杜龙敏还作为中国抗疫医疗专家，临危受命，远赴沙特、科威特两国，深入 20 个疫情防控机构、新冠肺炎隔离医院现场指导，参加 24 场经验分享大会，对中资机构、华人华侨、留学生开展疫情防控知识讲座和技能培训。

2021 年协会自筹资金 10 万余元，购买慰问品慰问长期奋战在疫情一线的医务人员。

2022 年 5 月，在上海疫情暴发期间，协会自筹 6 吨抗疫物资，驱车前往上海，驰援慰问坚守在疫情防控一线 50 余天的上海国龙医院医务工作者。2022 年 10 月，协会自筹资金购买冲锋衣 300 件，为顶着严寒采集核酸的一线医务人员送去温暖。

2022 年 11 月，宁夏医院管理协会于正式更名为"宁夏医院协会"。

历年来，宁夏医院协会励精图治、勤耕不辍，积极开展业务活动，认真完成各项工作任务，努力服务行业发展，受到行业及社会的广泛好评。

风雨历程

拓展服务空间　承接政府职能

　　宁夏医院管理协会自成立以来，一直秉承协会宗旨，积极搭建医院管理者和卫生行政部门的桥梁和纽带，发挥参谋助手作用，为推动医疗机构的改革和健康发展，做了大量富有成效的工作。

　　党的十八大报告提出，要加快形成"党委领导、政府负责、社会协同、公众参与、法治保障"的社会管理体制。党的十八届二中、三中全会强调要"激发社会组织活力，正确处理政府和社会关系，加快实施政社分开，推进社会组织明确权责、依法自治发挥作用"。

　　社会管理新格局的确立改变了以往社会管理主体单一化状态，明确了社会管理多元化，把社会组织推向了社会管理的前沿阵地，需要社会组织发挥协同治理的作用。部分政府职能向社会组织转移已成必然趋势，要求社会组织，练好内功，发挥好桥梁纽带和参谋助手作用，夯实自身引领社会组织承接政府职能的能力。

　　宁夏医院管理协会认真学习贯彻国家方针政策，积极争取承接政府转移职能，协助卫生行政部门做了许多事务性、服务性、中介性工作。

第一节　主动作为　提供服务

一、组织开展创建"百姓放心医院"活动

　　2009年，响应中国医院协会倡导的"创建百姓放心医院"活动，积极号召、动员和组织会员单位踊跃参与创建活动，以配合和推动"医院管理年"

5

活动的深入开展。创建活动分为"明明白白看病""医疗优质高效"和"绿色医疗环境"三个阶段。我区共有33所医疗机构积极参与。在创建活动中，协会下发了实施方案，举行了启动仪式，并进行认真督导，及时编发简报，互通信息，相互学习。组织院长参加全国创建经验交流会和表彰会。组织专家认真评审，并在媒体上公示达标单位，接受社会监督。对三个阶段全部达标而获得"百姓放心示范医院"称号的医疗机构实行动态管理。协会受中国医院协会的委托，先后两次抽调专家对示范医院进行了动态管理督查，下发了动态督导通报，上报督导检查结果。经过考评，我区宁夏医科大学总医院、宁夏回族自治区人民医院、银川市第一医院、永宁县人民医院、石嘴山第一人民医院、宁夏武警医院、银川市第三人民医院、吴忠市人民医院等22所医院在三个阶段均全部达标，并通过了动态管理督查，获得了中国医院协会颁发的"百姓放心示范医院"光荣牌匾。2011年，协会转发了中国医院协会《关于增补一批"全国百姓放心示范医院"》的通知，并组织我区医疗机构积极报名参加。3月份完成了宁夏参加"全国百姓放心百佳示范医院"遴选评价工作，于2011年8月8日—17日对全区参加全国百姓放心示范医院的18所示范医院及5所新增创建医院进行了第三周期动态管理考核评价。2013年推荐宁夏回族自治区第四人民医院、银川市妇幼保健院、长庆燕鸽湖医院等单位参加第四周期"全国百姓放心百佳示范医院"遴选评价工作。2016年第五周期"全国百姓放心百佳示范医院"总结大会上，宁夏医科大学附属总医院、宁夏回族自治区人民医院通过考核并当选为第五周期"全国百姓放心百佳示范医院"，自治区第三人民、自治区第四人民四院、银川市第一人民医院、石嘴山市第一人民医院等14家医疗机构当选为"全国百姓放心示范医院"（图2-1）。

　　创建百姓放心医院活动的内容丰富多彩，涵盖了医院管理的主要内容，突出了"以患者为中心"的医院服务理念和满足广大人民群众基本医疗保健需求的宗旨。活动成效显著，促进了医院的健康发展，推动了医院的改革，提高了医院管理水平，是一项得民心、顺民意的德政工程，改善了医患关系，改变了医院的社会形象，实现了医院社会和经济效益的双赢。对促进全国医疗机构改善医疗服务态度，提高医疗质量，改善医疗机构环境奠定了良好的基础，得到全国人大、政协教科文卫体委员会的好评，引起了卫生部的高度重视，卫生部在医院等级评审标准中引用了许多标准，同时在全国医疗机构中开展创建优质医疗服务的活动。

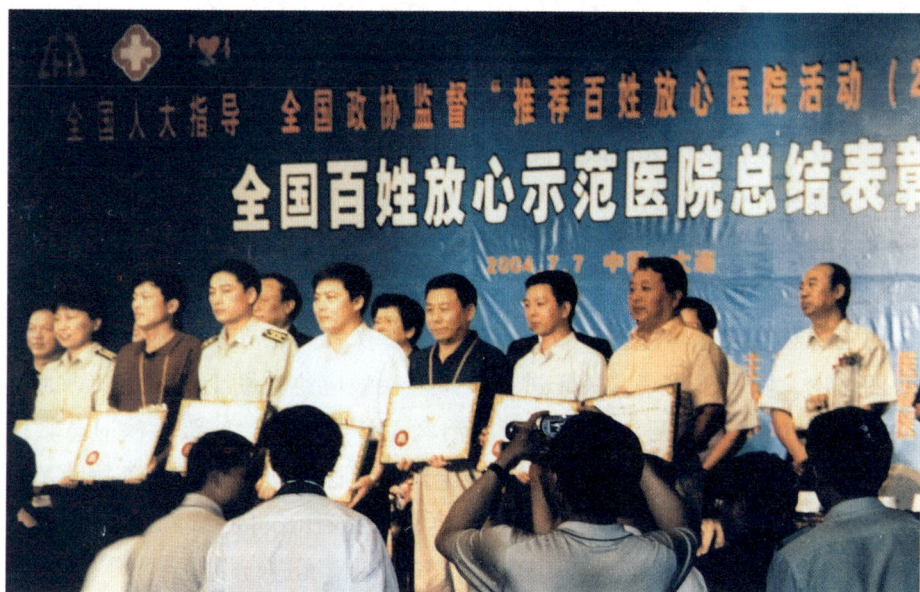

图 2-1　全国百姓放心示范医院总结表彰会

二、承接自治区级疾病应急救助资金的审核工作

为了进一步健全多层次医疗保障体系，着力解决少数需要急救但身份不明、无能力支付医疗费用患者的医疗急救保障问题，国务院办公厅 2013 年下发《国务院办公厅关于建立基本应急救助制度的指导意见》（国办发〔2013〕15 号），要求在全国建立基本应急救助制度，规范管理机构、筹资机制和应急救助行为，提高基本应急救助能力，快速、高效、有序地对需要紧急救助但无负担能力的群众实施应急医疗救助，切实保障人民群众生命安全，维护社会和谐稳定。

宁夏回族自治区卫计委要求各医疗机构对 2013—2015 年各级医疗机构因无力支付和身份不明患者因危及生命的疾病进行紧急救助后欠的医疗费用进行申报，宁夏医院管理协会首次受托进行收集资料和组织审核的工作。协会组织银川市医保、财政、民政部门及医疗机构急诊科、创伤外科医疗专家、医院管理专家深入各医疗机构，对医疗机构申报的疾病应急救助资金进行审核。依据文件规定对提供的病历资料、收费明细和欠费发票逐一核实。并要求审核专家对所有资料的准确性进行签字确认，最后汇总审核结果上报自治区卫健委医政处。审核结束后，验收组进行了认真总结，对存在的问题进行了归纳汇总，上报自治区卫计委。

宁夏回族自治区人民政府高度重视，2015 年由自治区卫计委、财政厅、人力资源和社会保障厅、民政厅、公安厅联合下发了《关于做好我区疾病应急救助基金使用管理工作的通知》，正式落实此项工作。

针对疾病应急救助资金在执行中存在的问题，自治区卫计委、财政厅、人力资源和社会保障厅、民政厅、公安厅多次针对存在的问题，进行沟通协商讨论，联合下发了《关于进一步做好疾病应急救助工作的通知》（宁卫计发〔2016〕241 号），明确了自治区卫计委（自治区级疾病应急救助基金经办机构）委托宁夏医院管理协会对区属医疗机构疾病应急救助基金的申请和使用情况进行审核，对疾病应急救助工作给予指导和规范。同时，对各市县（区）疾病应急救助基金申报和使用情况进行核实。

按照国家卫健委的文件，疾病应急救助资金每半年上报审核一次。每年 6 月 15 日、12 月 15 日前对前半年各医疗机构上报的疾病应急救助资料进行收集、汇总，组织专家进行评审。对每所医疗机构提供的病历资料、相关证明材料进行认真核对审核，审核结果书面反馈到医疗机构，并上报自治区卫健委，包括纸质版、电子版的数据和评价报告，对审核中存在的共性及个性问题分别进行分析，并提出解决问题的建议。

2017 年国家设立了全国基本应急救助信息登记平台，开始使用网络平台审核。

从 2015 年至 2021 年共计审核了 3739 名患者资料，涉及经费38 301 972.89 元。

2020 年以前协会均是义务从事这项工作。2020 年 8 月与自治区卫健委签订了业务委托协议，以购买服务的形式签约。为了保证全区疾病应急救助资金的合理使用，当年举办一期疾病应急救助资金使用的培训班，全区县及县以上医院、卫健局负责此项工作的人员 100 多人参加了培训。医院协会将国家和自治区的相关文件汇编成册，供工作人员学习掌握政策。

协会还深入各市、县级医疗机构及卫生行政部门就疾病应急救助资金使用情况进行了调研，并将调研报告，上报自治区卫健委。

随着国家医疗保障的普及和一系列优抚政策的落实，现每年申报疾病应急救助的人数和符合救治的对象越来越少，但申请的医疗救济的经费数量明显增多，每个病例的情况更加复杂。宁夏由于这些救助政策的落实，因病致贫、因病返贫的情况得到了很大的改善，人民群众的幸福感、满足感明显提升。

三、承接全区医疗质量控制中心的日常管理工作

医疗质量直接关系到人民群众的健康权益和对医疗服务的切身感受。持续改进质量，保障医疗安全，是卫生事业改革和发展的重要内容和基础，对当前构建分级诊疗体系等改革措施的落实和医改目标的实现具有重要意义。医疗质量管理工作作为一项长期工作任务，需要从制度层面进一步加强保障和约束，实现全行业的统一管理和战线全覆盖。进一步建立完善医疗质量管理长效工作机制，创新医疗质量持续改进方法，充分发挥信息化管理的积极作用，不断提升医疗质量管理的科学化、精细化水平，提高不同地区、不同层级、不同类别医疗机构间医疗服务同质化程度，更好地保障广大人民群众的身体健康和生命安全。

为进一步规范医疗服务行为，更好地维护人民群众健康权益，保障医疗质量和医疗安全，2015年，宁夏回族自治区卫计委印发了《宁夏医疗质控中心管理办法（试行）》《宁夏医疗质控中心考核标准（试行）》的通知。通知明确规定，自治区卫计委设立"宁夏医疗质量控制中心管理办公室"（简称质控办），将质控办设在宁夏医院管理协会，具体负责质控中心的日常管理和业务指导，并明确了8条主要职责：一是组织质控中心申请设置和主任人选提名（或更选）评估与初审；二是负责与质控中心的日常沟通、协调与服务；三是负责质控中心季度与年度质控信息汇总分析与上报，每半年出一期简报；四是制订、修订与报批（报自治区卫健委批准）质控中心、挂靠单位和质控对象考核标准，并组织实施；五是根据考核结果，提出奖惩初步意见与建议；六是撰写与上报年度质控工作计划与总结；七是筹备年度工作会议，并做好相关服务；

八是完成自治区卫计委交办的其他工作。

协会认真履行质控办的职能，医疗机构要挂靠成立新的质控中心，首先向宁夏医院管理协会递交申请，协会组织相关专家进行评估，将评估结果报宁夏回族自治区卫计委，由卫计委确认批复。

2016 年 5 月协会组织 26 个质控中心编制下发了《宁夏回族自治区医疗控制手册标准汇编》。

承接医疗质量控制管理工作期间，协会每年协助自治区卫计委医政处举办一期医疗质控中心主任和秘书培训班。完成全区质控中心年度工作总结和工作计划的收集汇总工作，参与对质控中心的考核工作，并撰写自治区质控中心年度工作报告，报自治区卫计委医政处。

2018 年 4 月，受自治区卫计委委托，协会牵头联系上海市医院协会，组织全区质控中心管理干部赴上海举办了宁夏医疗质控中心管理干部培训班。上海医院协会和上海市卫计委对本期培训班给予高度重视，安排资深专家授课，协会领导和医政医管处处长出席开幕式并讲话，并在培训期间组织学员参观了上海瑞金医院和中山医院医疗质量控制管理工作。为期五天的培训，参会人员一致感觉收获颇丰，受益匪浅。

2020 年质控中心管理工作正式移交宁夏回族自治区卫健委医院评审评价中心管理。

四、承接银川市管社会办医机构的年度校验

2018 年底受银川市卫健委的委托，宁夏医院管理协会承接银川市卫健委对银川市管社会办医机构的年度校验工作。

接受委托后，协会制订了银川市所属社会办医疗机构校验的实施方案。与银川市卫健委签订了《2018 年度银川市市管社会办医医疗机构校验委托协议》。协会现场校验评估成绩占银川市卫健委规定成绩的 70%，银川市卫健委平时的监督考核成绩占 30%。

为了保质保量完成任务，协会成立了校验领导小组。协会会长崔学光为组长、副会长兼秘书长江洪为副组长的校验领导小组。

按照银川市卫健委的要求从自治区级医疗机构、监督部门和协会相关的专业委员会抽调专家组成校验评估小组，集中提前培训，统一校验评估

标准，并对校验组专家关于校验纪律进行了严格要求。

于 2018 年 12 月 4 日至 10 日对银川市市管社会办医疗机构进行现场校验。共校验银川市管社会办医疗机构 47 家，按照银川市卫健委制订的《2018 年银川市管社会办医疗机构实地校验考核细则》，校验内容包括党组织建设、机构基本标准、医疗质量管理、医院感染管理、护理质量管理、机构药事管理及其他项目等内容，采取现场随机抽查、考核、查看资料的方式进行现场校验。校验过程中对医院出现的问题现场进行了指导。

整个校验工作结束后，各组认真总结，对分管考评项目进行了评估打分。对医疗机构存在的问题进行归纳，写出书面意见。协会工作人员进行了汇总分析、数据统计，执笔写出评估报告，对各医疗机构的成绩进行了肯定，指出存在的问题，并提出了解决问题的建议。

自 2018 年至 2020 年，协会连续三年承接银川市市管社会办医疗机构的现场校验工作，共校验银川市管社会办医疗机构 112 家。机构校验工作对银川市净化社会办医、规范管理起到了一定的指导作用。

五、承接自治区人力资源和社会保障厅项目

（一）成功举办全区医院院长高级研修班

2011 年，宁夏回族自治区卫生厅与人力资源和社会保障厅计划在上海举办一期全区医院院长高级研修班。委托协会具体筹备、组织和实施。协会接到任务后，积极与上海市医院协会联系，得到上海市医院协会和上海市卫生局的大力支持，研修班于 2011 年 8 月 19—26 日在上海举办，来自全区各级医疗机构的院长、副院长、科室主任 49 人参加了培训。研修班的授课老师全部来自上海三级甲等医疗机构和上海市卫生局所属知名医疗机构的一把手和相关专业的知名专家。讲课内容紧扣当前医院管理和新医改的热点和难点，并结合上海的实践经验，大家受益匪浅，得到学习班全体学员的好评。

（二）高质量完成专业技术人才知识更新工程——岗位骨干人才培养培训项目

2020 年承接了宁夏回族自治区人社厅的专业技术人才知识更新工程——岗位骨干人才培训项目。培训项目分三个环节，第一个环节是讲座阶

段，邀请了国家卫健委特聘专家、西安交通大学医院绩效考核研究院教授、自治区卫健委医政药政管理处处长、宁波市鄞州区卫健局局长、银川国龙医院党委书记及宁夏医科大学总医院教授、质控办主任及宁夏回族自治区人民医院专家，分别就困扰县域医共体发展的问题、宁夏进一步改善医疗服务行动实践和探索、公立医院绩效管理、医共体信息化建设"e"路径及基层能力提升的建设与探索、医院质量管理体系构建、新时期医院文化建设探析和改善医疗服务等内容进行了详尽的专题报告和经验分享（图 2-2）。

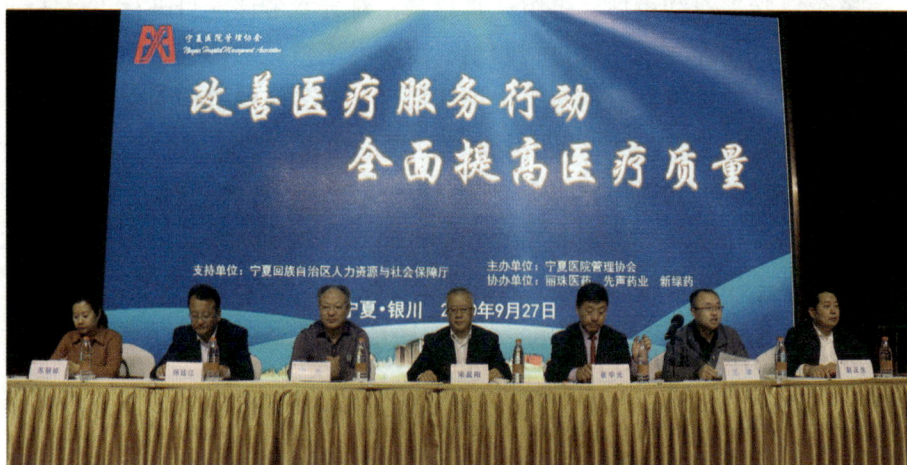

图 2-2　全面改善医疗服务行动会议现场

专家学者们所讲的专题都是医院管理的核心内容，突出各医疗机构发展中面临的困惑问题、难点问题。既有政策制度解读，又有实践运用方法，从理论到实践，从宏观到微观，相互补充，相互结合，对于我们开展相关工作具有很强的指导性和实效性。

第二个环节参观银川国龙医院。全体学员分为三组循环参观，银川国龙医院安排了引导员、讲解员分别就国龙医院建院历史、发展历程、新体制改革、党建阵地及文化长廊、白求恩纪念馆等进行了详细的介绍。国龙医院在"以患者为中心"的基础上，注重推进现代化管理水平，实施与国际接轨的考核评估方法，以"医生围着患者需求转，护理、医技、行政、后勤围着医生转"为服务宗旨，一切以患者为中心，逐步形成与国际接轨的现代化的"治内科急重症，做外科大手术"的新型医院，赢得患者的信任，建立了良好的口碑。

第三个环节是经验交流，安排了自治区中医研究院暨中医院、银川市第一人民医院、银川市妇幼保健院、盐池县人民医院、石嘴山市第一人民医院等单位就医院的先进经验及改善医疗服务行动的亮点进行了经验交流，为大家提供了一个相互交流学习的机会，可以取长补短，共同促进。

项目的实施对促进我区医疗机构改革发展和提高医疗机构管理水平、提升服务能力、提高服务质量、改善人民群众就医感受、更好地践行"健康宁夏"建设发挥了积极的推动作用。

第二节　建言献策　当好助手

一、履行责任，进行宁夏社会办医现状调研

受宁夏回族自治区卫健委的委托，2018年宁夏医院管理协会组织专家对全区社会办医机构现状进行了调研（图2-3）。

宁夏医院管理协会组织人员制订了《宁夏社会办医现状调研实施方案》，明确了调研的指导思想、目的、内容、方法步骤以及调研时间进程。成立了以自治区卫健委宋晨阳副主任为组长，宁夏医院管理协会会长崔学光、自治区卫健委医政医管处处长张波为副组长的社会办医调研领导小组。由宁夏医院协会牵头成立专题调研工作组，具体负责此次调研工作。工作组组长由崔学光担任，副组长由王志忠、郭龙担任，组员由马竹兰、崔耀武、韩建宁、卢锦忠、薛红组成。调研分两个小组：第一组负责银川、吴忠、石嘴山地区的调研；

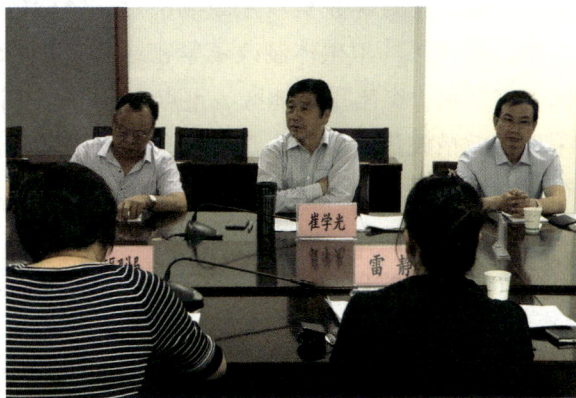

图2-3　崔学光会长一行进行民营医院现状调研

第二组负责固原、中卫地区的调研。两组于 2018 年 5 月 7 日开始分头组织实地调研。

调研通过发放调查表和调研提纲、召开座谈会、明察暗访、现场查看的形式进行，调研期间共组织 21 次座谈会，73 家民营医院负责人参加了座谈会。实地查看 42 家民营医院，24 家个体诊所。调研过程中对民营医院的基本情况、发展现状及存在的问题进行了系统的了解。调研结束后分调研的内容、方法及过程、宁夏民营医院基本情况、发展现状、存在的问题、建议与对策等五大部分撰写了详尽的调研报告上报自治区卫健委。为自治区卫健委在纵深推进医改进程中坚持鼓励支持社会资本举办医疗机构，着力构建运行规范、竞争有序的多元化办医格局，提升民营医疗机构医疗服务能力，扩大医疗服务供给，促进民营医院健康发展，满足群众多样化医疗需求，健全民营医疗机构监管机制，加强和规范民营医院管理，全面强化民营医疗机构质量管理，提升民营医疗机构管理水平等方面提供了有力的政策依据。

二、主动作为，完成自治区健康扶贫工作评估

为了深入贯彻落实中共中央、国务院《关于打赢脱贫攻坚战的决定》（中发〔2015〕34 号），国家卫生计生委、自治区人民政府《关于实施健康扶贫工程实施方案》，宁夏卫计委《关于农村贫困住院患者县域内先诊疗后付费工作方案的通知》等文件精神，全面贯彻落实党的十九大精神，落实国家关于打赢脱贫攻坚战的决定，坚持把精准扶贫、精准脱贫的基本方略与深化医药卫生体制改革紧密结合，针对农村贫困人口因病致贫、因病返贫问题，突出重点地区、重点人群、重点病种，发现问题，总结经验。采取有效措施提升贫困人口医疗保障水平和贫困地区医疗卫生服务能力，全面提高农村贫困人口健康水平，为农村贫困人口与全国人民一道迈入全面小康社会提供健康保障。

2018 年，受宁夏回族自治区卫健委的委托，由宁夏医院管理协会作为第三方评估机构，对全区五市卫计局、全区市县（区）卫计局、各级地市县医院、自治区三所三甲医院等以上文件落实进展情况进行评估。

评估的主要目的，一是政策落实，对宁夏落实中共中央、国务院《关

于打赢脱贫攻坚战的决定》（中发〔2015〕34号），国家卫生计生委等15个中央部门联合发布《关于实施健康扶贫工程指导意见》（国卫财务发〔2016〕26号）、《关于印发农村贫困住院患者县域内先诊疗后付费工作方案的通知》及宁夏《关于印发宁夏健康扶贫工程实施方案的通知》《关于推进先住院后付诊疗服务工作的通知》《关于印发健康扶贫医疗保障"一站式"结算经办规程的通知》《关于印发宁夏农村贫困人口大病专项救治工作实施方案的通知》等文件落实情况进行评估；二是发现问题，利用此次评估活动，进一步了解我区的健康扶贫工作取得哪些成效，贫困人口老百姓得到了哪些实惠，还存在什么问题，为我区进一步规范、监督和支持健康扶贫工作方面提供客观、全面、准确数据；三是总结经验，积极探索健康扶贫的正确方向、模式和路径，促进我区深化医疗卫生体制改革，着力构建消除贫困，实现贫困地区人人享有基本医疗卫生，农村贫困人口大病得到及时有效救治保障，个人就医费用负担减轻，贫困地区重大传染病和地方病得到有效控制，基本公共卫生指标接近全国平均水平，人均期望寿命进一步提高，孕产妇死亡率、婴儿死亡率、传染病发病率显著下降，贫困地区的医疗机构的服务水平、服务条件和服务能力明显改善和提升，缩小健康水平差距，使宁夏因病致贫和因病返贫问题得到有效解决，改善民生，逐步实现共同富裕，全面提高农村贫困人口健康水平，为农村贫困人口与全国人民一道迈入全面小康社会提供健康保障。

重点考评内容包括大病集中救治（20种大病集中救治覆盖及进度；20种大病集中救治措施）；慢病签约服务管理（包括签约服务比例，慢病规范管理）；重病兜底保障长效机制建立（包括医保政策覆盖情况，参加基本医保个人缴费部分及财政补贴情况，重病兜底保障长效机制建立及落实情况，先诊疗后付费、"一站式"结算落实情况，实际报销比例，兜底资金拨付到位情况）；对口帮扶（包括党委政府重视情况，部署实施情况，组织机构情况，县乡村医疗卫生机构标准化建设情况）；因病致贫因病返贫精准识别（包括因病致贫因病返贫核实核准情况，动态管理情况）。

为了全面调查我区健康扶贫工作现实状况，坚持"没有调查，就没有发言权"的宗旨，于11月19—29日共抽调6名专家组成健康扶贫工作评估组，分两组，同时出发深入到五市20个县市（区）卫计局、县级综合医院、基层贫困户家入户评估，相应的三级医院进行对口帮扶工作的评估工作。被评估点由自治区卫健委的扶贫网络平台随机抽取。同时考评的每组有一名平台网络工程师参加，到点入户由他们从后台随机抽取，当地卫生行政部门不参与、不随同。评估组直接到评估点找村卫生室，由村医带领入户调查，保证了考评的公正、公开、透明，而且有些数据采集后直接进了网络工程师的平台，保证了资料的准确。

本次健康扶贫评估共走访了全区 20 个县区 29 个乡、58 个行政村、279 户建档立卡户，16 家县级医院，对建档立卡户的精准识别、先诊疗后付费、一站式结算、兜底资金拨付、慢病服务及规范管理、三级医院对口帮扶及乡村医生精准扶贫政策知晓度进行了评估，并撰写了评估报告报自治区卫计委，对宁夏脱贫攻坚提供了重要依据。

三、发挥专长，参与国家卫健委基层人才培养教材编写

2019 年受国家卫健委基层司及能力建设和继续教育中心的委托，崔学光会长和韩建宁副秘书长参与了《基层卫生管理干部职业化》培训教材的调研、论证和编写工作。培训教材由人民出版社出版，作为面向全国基层医疗卫生机构的培训教材。

崔学光会长应国家卫健委基层司邀请，担任专家督导组副组长，赴山西、河南、云南、新疆等地进行基层卫生人才能力提升培训项目督导调研，了解以上各省基层卫生相关工作的管理和专业技术人才服务能力现状及需求、存在的问题等，为国家卫健委完善实施"国培项目"全国基层卫生人才能力提升项目提供了第一手资料。

协会副秘书长韩建宁被聘为国家卫健委能力建设和继续教育中心"乡村医生师资培训项目"专家组专家，受国家卫健委能力建设和继续教育中心的委托，参与国家卫健委能力建设和继续教育中心《基层卫生人才能力提升线上教学》内容的编写和完善，并完成了基层卫生人才能力提升线上教学模式教学授课的录制任务。

四、积极作为，组织开展"民营医院管理年"活动

为进一步落实《关于促进社会办医持续健康规范发展的意见》（国卫

医发〔2019〕42 号），国家卫生健康委和国家中医药管理局联合印发了《关于开展"民营医院管理年"活动的通知》，自 2020 年 8 月—2022 年 12 月底，组织开展为期 3 年的"民营医院管理年"活动。旨在通过活动，指导民营医院加强内涵建设、规范执业行为、全面提升服务能力和管理水平，促进民营医院持续健康发展。

活动以"规范促发展、质量提内涵"为主题，以加强依法执业、完善规章制度、规范诊疗行为、加强质量管理、落实院务公开为重点，就提升社会办医疗机构管理能力和医疗质量安全水平，提出了三大方面的工作要求：一是按照法律法规和现代医院管理制度要求，完善各项规章制度，提高管理能力；二是严格依法执业，规范医疗行为，按照诊疗指南、操作规范等合理开展诊疗，保障医疗质量安全；三是加强日常质控工作和医疗安全风险防范，做好新冠疫情常态化防控工作，探索构建长效机制。

根据自治区卫健委关于开展全区民营医院管理年活动的通知精神，为配合做好工作，宁夏医院管理协会组织民营医院专委会于 2020 年 12 月至 2021 年 7 月，对全区民营医院管理年活动进行了督导调研。

督导调研由宁夏医院管理协会会长崔学光、副会长郭龙带领协会相关人员和国龙医院有关专家，克服经费困难，自行解决交通和食宿问题。邀请五市卫健委分管领导和医政药政科负责人指导调研工作，各县市区卫健局配合调研工作，并提供所属民营医院相关情况资料。自治区卫健委医政药政处和自治区医院评价指导服务中心的相关负责人参加了部分民营医院管理年活动的督导调研工作。

调研活动采取全面调研与重点调研相结合，宣贯学习与调研工作相结合，督导与指导相结合的方式进行。通过调研全面掌握民营医院动态消长变化情况，重点掌握民营医院医疗管理和党建情况，发掘民营医院可供借鉴的经验做法，找出民营医院当前存在的主要问题，现场检查指导被调研医院的医疗诊治工作，相互沟通交流信息，提出要求性意见和改进性建议。

通过督导调研，促使民营医院学习贯彻国家卫健委和自治区卫健委关于民营医院管理年活动的有关文件精神，掌握各地民营医院管理年活动开展情况，督促民营医院按照管理年活动方案要求，积极自觉主动地开展活动。

第三节　拓展职能　彰显担当

一、协助开展创建优质护理服务示范工程活动

2013 年，协会配合自治区卫生厅在全区范围内组织开展了"创建优质护理服务示范工程"活动，全区各级各类医院积极行动。涌现出一批成效显著、社会满意、患者称赞的医院、病房和爱岗敬业、恪尽职守的护理工作者。为总结经验，表彰先进，进一步推动全区优质护理服务工作，自治区卫生厅决定对在创建"优质护理服务示范工程"活动中做出优异成绩的 10 所先进医院、30 个先进病房和 60 名先进个人给予表彰奖励。宁夏医院管理协会组织表彰大会和文艺演出，并出资 35 万元分别对"先进医院""先进病房"和"先进个人"给予奖励。

二、组织编写有关专业准入及考核验收

受卫生厅医政医管处委托按照卫生部新的医院等级评审标准和实施细则，组织起草了 2012 版的宁夏三级、二级综合医院评审实施细则；妇产、儿童、精神、心血管病、传染病医院的等级评审实施细则，为新一轮的医院等级评审做好准备工作。2013 年 6 月受卫生厅医政医管处委托，组织三甲医院的高压氧专家于 2013 年 6 月 4—9 日对全区 13 家医疗机构的 23 台高压氧舱按照《宁夏回族自治区医疗机构医用高压氧舱准入评价标准》进行了现场评审考核验收。2014 年医院管理协会受自治区卫计委医政医管处的委托起草制订了《全区民营医院诚信医院评价标准》《新技术和第二类技术准入评审》《医疗机构诊疗科目准入评价》。在全区卫生系统"优美环境文明服务"创建活动中，协助医政医管处起草了《全区卫生系统创建"优美环境　文明服务"活动评分标准》，并向全区各级医疗卫生机构及广大医疗卫生工作者发出倡议书。

三、完成进一步改善医疗服务行动宣传工作

协助自治区卫健委开展了"关于做好 2020 年进一步改善医疗服务行动计划"的宣传工作。面向全区公立医院，发掘和树立三年中改善医疗服务典型案例，组织开展遴选、宣传展示工作，宁夏日报、银川晚报、华兴时报、宁夏新闻网、银川新闻网、中国新闻网、人民网、华龙网、长城网、四川在线、大众网、中国江西网、云南网、齐鲁网等媒体参与支持。通过广大网友、医护人员、专家学者、媒体人员的视角，以图片、文字等方式，记录各医疗机构在改善医疗服务过程中涌现的典型事迹、感人故事，凸显医疗机构在"科学建立预约诊疗制度、远程医疗、现代医学模式推广丰富日间服务内涵、加强急诊急救服务、提高医疗服务连续性、加强智慧医院建设、提高护理服务质量、提高人文服务水平、增加公共卫生服务供给"等 10 个重点方面所取得的成果，以及在新冠疫情防控中改善医疗服务的有效举措，分为宁夏进一步改善医疗服务典型医院、进一步改善医疗服务典型医院管理者、进一步改善医疗服务典型医务工作者，筛选出至少 120 名合格的展示对象（40 家医院、40 名医院管理者，40 名医务工作者）。经全区各市卫生健康委、医疗机构推荐申报和评审遴选，推荐进一步改善医疗服务的典型医院管理者 28 名、典型医务工作者 38 名、典型医院 25 所进行宣传。通过此项活动引起全社会高度重视，积极参与推选、赞扬、宣传、改善医疗服务行动计划的医疗机构、医院管理者、医务人员，达到了宣扬正能量、鼓舞医务工作者爱岗敬业的预期目标。

第三章

搭建学术平台　营造学术氛围

为顺应新时代新变革和医院改革发展的需要，营造浓厚的学术氛围，强化医院战略规划与医院质量管理，完善经济与绩效管理，提高我区医院管理改革创新实践能力，宁夏医院管理协会发挥国内外学术交流的平台作用，每年举办十余场大型学术交流活动，为提高我区医院管理水平起到了积极的推动作用。

第一节　"西部行"医院管理讲学活动

为了响应国家关于"支援开发大西北"的号召，在全国范围内推进医院管理知识的普及和开展医院管理的学术交流，促进西部地区医院的规范化管理，提高医疗服务质量，提高医院院长的管理水平和领导能力，中国医院协会组织京津沪等先进医疗机构院长和医院管理专家到西部地区进行义务讲学，面对面地交流，传经送宝。先后组织了上海、浙江、江苏、广东医院协会支援西部地区医院管理讲师团于 2006、2008、2009、2010、2012—2016 年九次分别来宁夏讲学，收到了良好的效果，达到了预期的目的。

2006 年 7 月 15—16 日中国医院协会组织医院管理专家首次应邀到我区讲学。讲学团由原中国医院协会会长曹荣桂率领，上海市卫生局医政处、上海瑞金医院、上海复旦大学中山医院、上海交通大学附属第六人民医院、上海长海医院、华东医院等大型医院的院长组成。学习班开班仪式上原宁夏回族自治区卫生厅马玉章厅长致欢迎辞，中国医院协会会长曹荣桂做了重要讲话，并向宁夏医院管理协会赠送了北京协和医院《综合医院医务处工作指南》一书。

2008年由中国医院协会副会长章友康、浙江省医院管理学会会长杨泉森带队，组织浙江12家医院的院长一行15人来宁夏讲学。专家们长期在综合医院、教学医院、中西医结合医院、专科医院等不同类型的医院从事管理工作，积累了丰富的管理经验，分别进行了《医院等级评审实践与体会》《医院数字化建设与经营管理实践》《现代医院文化建设》《创新是医院发展的核心动力》《医院员工绩效评价体系》《临床路径与临床流程管理》《医院管理的实践与思考》《医院分配制度的变革实践》《JCI标准与医院人力资源管理》《经济运行管理可行模式探索》等专题讲座。

2009年是中华人民共和国成立60周年，也是深化医药卫生体制改革全面启动和整体推进的关键年。为了深入学习并贯彻国务院常务会议审议并原则通过的《关于深化医药卫生体制改革的意见》和《2009—2011年深化医药卫生体制改革实施方案》，帮助卫生管理工作者准确把握政策脉搏，指导院长正确决策，强化医院内部管理，中国医院协会组织《2009年支援西部地区医院管理讲师团》于6月17—20日来宁夏讲学。讲学团由中国医院协会潘学田副会长为团长，特邀请江苏省医院协会会长唐维新带领江苏省知名医院管理专家作义务讲学和交流。讲师团就认真贯彻深化医药卫生体制改革意见，推进公立医院改革试点；医院全面质量管理、医院绩效考核，控制医疗费用、医疗纠纷的防范与处理；创建平安医院，构建和谐医患关系、医院重点学科建设、医院现代化建设；江苏省医院等级评审的做法；医院变革与创新管理等内容进行了分享。宁夏医院管理协会出色完成了会议的组织和服务工作，保证了会议的顺利举行。并将江苏演讲团的讲课内容制作成130份光盘，免费下发参会医疗单位。讲学活动使我区的医疗机构受益匪浅，深受医院院长的欢迎和好评（图3-1）。

在西部行活动第一个周期的10年间，宁夏举办三期，三年来共有700余名院长、副院长、职能科室主任、卫生行政部门的领导接受了培训，大家一致认为活动非常有必要，外省先进医院院长能理论联系实际，传授先进的医院管理经验和处理应急问题的策略，这是一般管理书籍上学不到的经验，非常实用。讲课内容丰富，理论联系实际，不仅从医院管理的理论阐述了现代化医院管理的理念和服务思想，而且结合医院管理的实践经验介绍了针对当前的医院改革的难点和对策，采取的措施，分享了他们的医院改革的新成果，对我区医院院长有很大的启发和指导作用。为提高西部地区医院的管理水平和医院院长的管理能力，开拓视野，促进医院的规范化管理、提高医疗质量发挥了重要的作用，也为宁夏人民群众的健康和经济建设发挥了积极的促进作用。

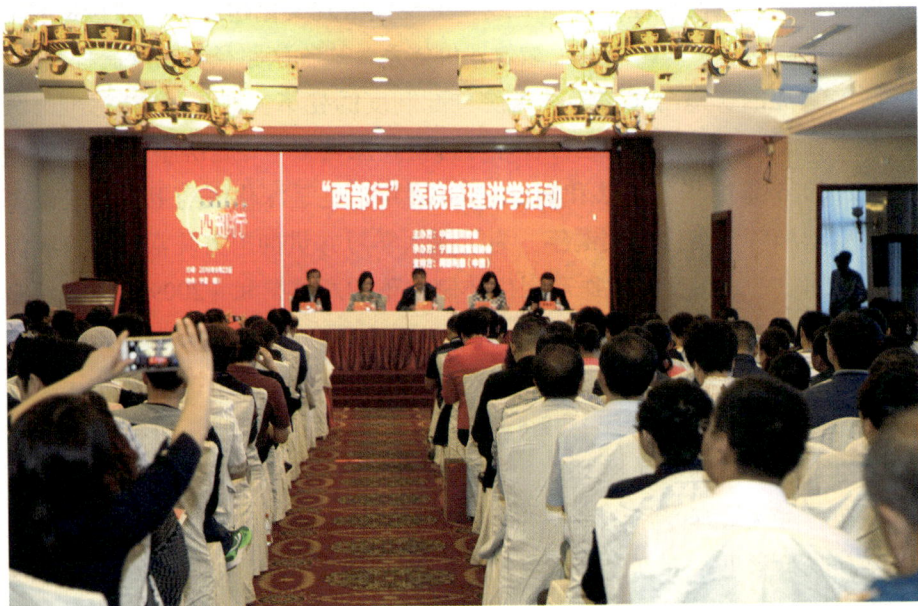

图 3-1 2016 年西部行医院管理讲学活动

2009 年中国医院协会为了很好地总结西部行 10 年的活动，3 月份宁夏医院管理协会积极配合中国医院协会学术部进行了问卷调查，对全区医院的院长、医务科长等参会人员进行了调查，并将调查结果和协会 10 年来西部行活动的总结上报中国医院协会，还接待了香港地区艾力彼公司第三方的现场考核访谈。

2009 年 11 月 4—5 日在四川省成都市举办的西部行活动 10 周年总结表彰大会暨医院管理高级论坛会上，对参加西部行讲学的单位和个人进行了奖励，同时也对接受西部行的受援单位给予了奖励，宁夏医院管理协会作为先进受援单位受到了表彰。

2010年开始西部行活动进入第二周期，为了提高西部医院的管理水平，探索中小医院管理模式和发展方向，中国医院协会受卫生部的委托，于11月份来宁夏举办"2010年中国医院协会西部行医院管理义务讲学暨中小医院管理模式实践与研究研讨会"，会议于11月20—22日在宁夏回族自治区人大会议中心举行，仍由宁夏医院管理协会承办。宁夏医院管理协会窦文敏会长主持开班仪式，宁夏卫生厅崔学光副厅长致欢迎辞，中国医院协会李月东秘书长做了重要讲话，宁夏100余家医疗机构的130多名代表参加了大会。

会议邀请辽宁省卫生厅、华中科技大学同济医学院附属协和医院、南京市妇幼保健院、上海浦东新区医管中心、宁夏医科大学附属医院的领导、专家讲学，主要内容有《医疗机构设置规划与医疗服务体系内部联动机制》《中小医院面临的发展机遇与管理重点的选择》《中小医院联动的配合实践》《医改转型期中小医院的生存与发展》《中心医院绩效考核的设计》《浅析区域协同医疗的纽带与桥梁作用》等内容。

2014年的讲学活动由中国医院协会主办，宁夏医院协会、上海医院协会共同承办。讲学活动由上海医院协会精心组织了上海6所全国知名的三级甲等医院院长进行专题报告。上海复旦大学附属华东医院党委书记兼院长做了《打造先进医院文化，提升职工素质与团队精神》、上海交通大学附属瑞金医院院长做了《医院信息化建设与在医院管理中的应用》、上海交通大学附属口腔医院做了《"科教兴院、以人为本"构筑学科建设和人才培养的高地》、上海交通大学附属上海市第一人民医院院长做了《医院全面质量管理体系的初步构架》、上海同济大学附属上海市第十人民医院院长做了《新形势下的临床与科研协调发展的思考与实践》、上海交通大学医学院附属新华医院院长做了《医院绩效管理的探索和实践》的专题报告。这些院长们不仅是医疗行业的知名医疗专家，学识渊博，经验丰富，更是医院管理的行家能手。他们理论联系实际，结合当前医改的大政方针，如何发展医院、提升医院的医疗服务水平，加强医院的学科发展和科学管理，如何调动医院的职工积极性等方面进行了精彩的演讲，对提高我区医院管理水平、推动公立医院改革和发展起到了很大的促进作用。

2016 年 9 月成功举办了第六期中国医院协会西部行（宁夏）医院管理讲学活动，邀请了全国知名学者和著名专家来我区办班讲学，来自全区二级以上医疗机构的近 500 名院级领导、医务科长等职能部门负责人参加培训。通过活动的举办，我区医院管理者的管理理念有了很大转变，医院管理综合水平大幅度上升，服务能力和人才培养得到加强，广大医院管理者开拓创新意识明显增强。期间还组织了专家进行了专门的访谈。

自 2017 年开始，西部行活动终止。

第二节　"走进西部"医院管理学术交流

"走进西部"项目是国家卫生健康委和拜耳医药保健有限公司战略合作伙伴计划。项目旨在配合国家卫生事业发展和深化医改重点任务，通过政府主导、企业参与、地方支持、医院受益的模式，加强医院管理人员和县医院专业技术人员水平，持续提升医院内涵建设和医疗服务能力。

国家"走进西部"项目于 2007 年正式启动，项目分两个版块。

（一）县级医院骨干医师培训

于 2007 年 10 月在甘肃正式启动，卫生部委托兰州大学第二医院负责培训。宁夏与甘肃、青海省县级医院骨干医师参加培训。截至 2016 年完成 26 期，其中内儿 9 期，外妇 8 期，医技 8 期，影像 1 期。培训结合医政医管工作重点，加强民族地区县级医院薄弱科室建设，从而进一步提升了县级医院综合能力。

（二）医院管理学术会议

宁夏从 2012 年启动医院管理学术会议，项目自走进宁夏以来，一直由宁夏医院管理协会承办。主要培训对象针对医院管理者（图 3-2）。

协会自承担宁夏医院管理学术培训工作以来，利用自身优势，结合民族地区医院发展规律，配合自治区医政医管工作，积极联系主办方，根据宁夏医疗机构管理学术需求进行有针对性的培训，包括：医院整体战略发展培训、医院评审评价工作培训、医疗质量控制与安全培训等。

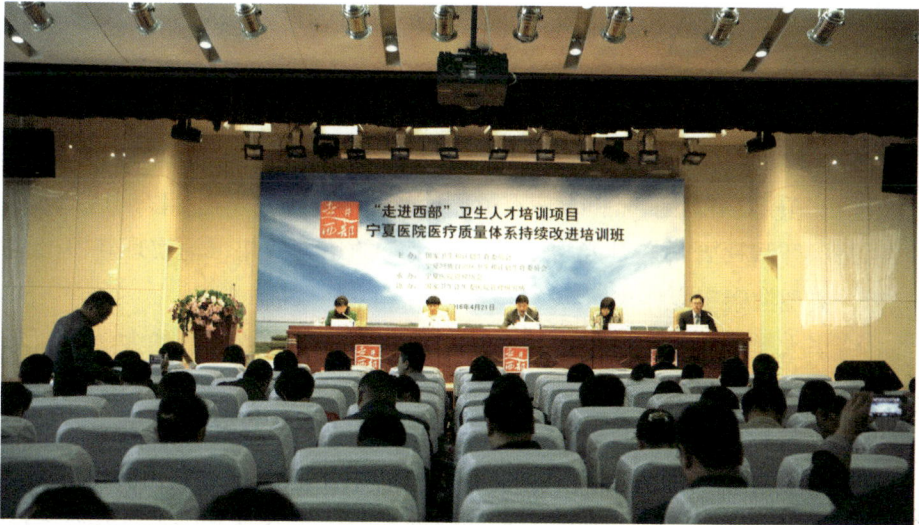

图 3-2　2016 年"走进西部"宁夏医院管理学术会议现场

　　2018 年，"走进西部"宁夏医院管理学术会议是项目实施第二个周期，从本期开始项目由清华大学深圳研究生院主办，在宁夏举办了首场学术活动。活动以国家医改政策为指导，重点围绕 DRG 研究与应用、医院绩效管理、优秀团队建设与维护、紧密型医联体和信息化建设、加强质量控制、推进患者安全及清华长庚医院管理模式探索与实践等内容进行深刻讲解和研讨。宁夏医院管理协会崔学光会长、自治区卫健委宋晨阳副主任、清华大学深圳研究生院培训学院副院长李叙凤、国家卫健委医院管理研究所王春玉主任、自治区民政厅社会组织综合党委副书记尤建清、自治区卫健委医政医管处张波处长、拜耳医药保健有限公司市场准入优化总监林凯等出席了会议（图 3-3）。

　　自治区卫健委副主任宋晨阳在讲话中指出："走进西部"项目，始终围绕

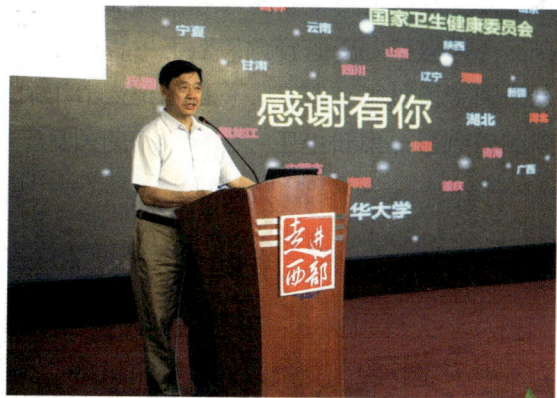

图 3-3　2018 年"走进西部"宁夏医院管理学术会议

国家重点卫生工作，不断推陈出新，每期主题均有不同，使我区卫生管理人才受益匪浅，既增长了医院管理知识，促进了医院间相互交流与学习，又提高了对医院改革新政的认识，为落实医改政策，扎实推进分级诊疗制度，造福广大百姓，实现健康宁夏打下了坚实的基础。并希望参会的各医疗机构院领导、中层干部和管理人员们珍惜机会，认真学习，以期达到"拓展思路、开阔视野、提升能力、学以致用"的培训效果，为实现新医改的目标、实现健康宁夏作出贡献。

清华大学深圳研究生院培训学院李叙凤副院长介绍了清华大学深圳研究生院及清华大学医院管理研究院的组建历程和师资力量，并指出："党中央国务院历来高度重视扶贫开发工作"。党的十八大以来，以习近平主席扶贫开发战略思想为指导，更是把扶贫作为党和政府的历史使命和重大责任，纳入"四个全面"战略布局进行部署，作为全面建成小康社会的底线目标进行安排。在国家卫健委相关部门的指导下，能有机会把清华大学丰富的教学资源、专家资源、品牌资源，传递到我国基层的县级医院，进一步提升我国县级医院管理者的职业化、专业化水平，这与清华第二个百年发展重点不谋而合，是行业赋予清华人的责任，也是时代赋予清华人的使命。清华人将砥砺前行，尽我所能，携手世界级创新型企业拜耳，扎扎实实把"走进西部"项目做细做好。

国家卫健委医院管理研究所王春玉助理介绍了"走进西部"项目十年来的实施效果及开展新一轮周期项目的工作思路。

在医院管理学术讲座环节，由新疆维吾尔自治区人民医院副院长、北京朝阳医院总会计师、西安交通大学医学院泌尿外科研究所所长、清华诚志医疗健康事业部总裁、北京复兴医院副院长、北京阜外医院医务处副处长分别进行了讲座，内容精彩纷呈，学员学习热情高涨，两天的培训，全区各级医疗机构的院领导、中层管理干部及管理人员共计 350 余人参加了会议（图 3-4）。

2020 年，由于疫情的原因，改在线上举办，学术会议就突发疫情处置策略、医院信息化建设、医院运营、DRG 应用等内容进行授课。2021 年在疫情防控平稳之时，在线下举办了一期院长培训，培训以公立医院绩效考核为主线，增加医调委工作、医院高质量发展等内容，收到良好培训效果。

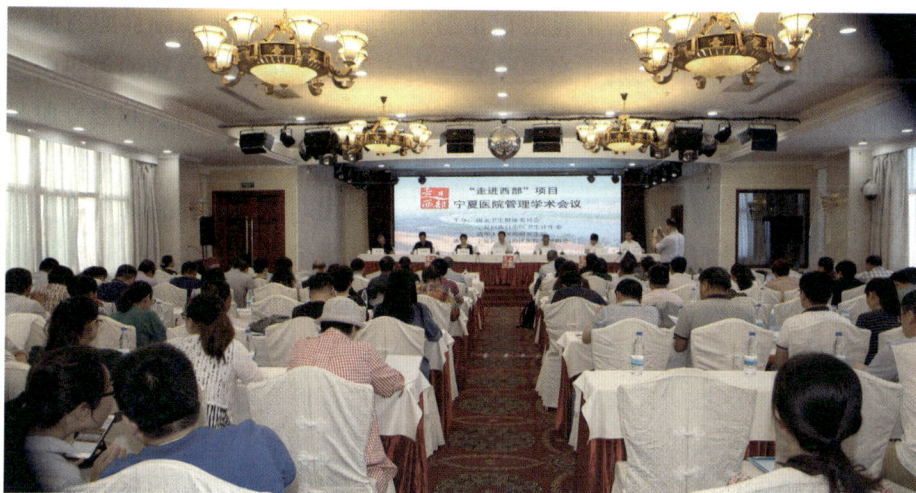

图 3-4　2018 年"走进西部"宁夏医院管理学术会议现场

为顺应新时代新变革和医院改革发展的需要，强化医院战略规划与医院质量管理，完善经济与绩效管理，提高我区医院管理改革创新实践能力，2021 年 4 月 22 日至 23 日，"走进西部"宁夏医院管理学术会议又一次在银川隆重开幕。自治区卫健委副主任宋晨阳，宁夏医院管理协会会长崔学光，清华大学医院管理研究院李叙凤副院长，国家卫健委医院管理研究所卫生经济研究室王春玉主任，自治区卫健委二级巡视员赵正生同志，清华大学医院管理研究院郝宏恕教授，拜耳医药保健有限公司销售总监陶建南，自治区科协学会学术部部长赵文象，自治区民政厅社会组织管理局局长王继伟，宁夏医院管理协会副会长郭龙、王龙成、江洪、周玮、王建华等出席了会议开幕式。参加学术会的还有我区各医疗机构的院长和管理人员共计 100 余人（图 3-5）。

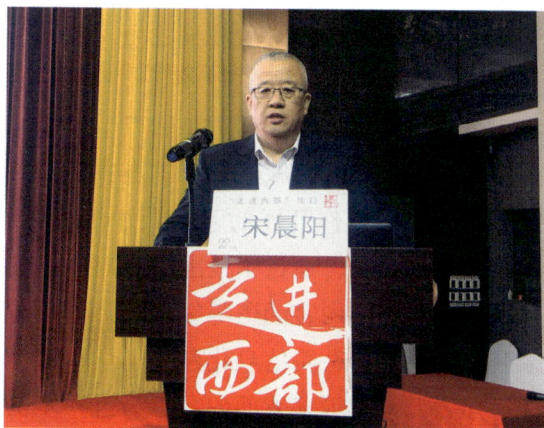

图 3-5　宋晨阳副主任在 2021 年"走进西部"宁夏医院管理学术会议上致辞

宁夏医院管理协会崔学光会长主持开班仪式,自治区卫健委副主任宋晨阳致欢迎辞时指出:近年来,结合"走进西部"项目的助推,我区公立医院改革发展工作取得了明显成效,在国家进行的公立医院绩效考核中连续两年都取得较好的成绩。群众就医获得感和满意度不断提升,但是也仍存在许多短板弱项和改革措施落实不到位等问题,并希望参会的同志们珍惜机会,认真学习,理清思路,看清优势与不足,扬长补短,以目标导向和问题导向为切入点,高站位布局医院建设和发展、提质增效,促进医院高质量发展。

清华大学深圳研究生院培训学院副院长李叙凤在致辞中指出:清华将借助清华大学丰富的教学资源、专家资源、品牌资源,结合各地需求,结合国家政策走势,结合国际前沿管理的内容,以更高的标准,更创新的模式,更严谨的作风,将"走进西部"项目越办越好。并希望大家借助"走进西部"这个平台,多和兄弟医院交流讨论管理经验;在教授学者的引领下,层层深入理解政策文件;在行业专家的分享中,探讨公立医院管理模式,交流借鉴公立医院为主体的医疗服务体系构建,医疗质量、医疗运营、持续发展等核心内容,为人民健康提供可靠保障。

国家卫健委医政司医疗资源处王斐副处长线上进行了题为《以公立医院绩效考核为抓手,推进高质量发展》的主题演讲,为医院管理者建立较为完善的医院绩效考核体系,规范医院内部管理,有效提升医疗服务整体效率,促进人民群众就医可及性与满意度提升,推动医院可持续发展提供了政策依据。

国家卫健委医院管理研究所卫生经济研究室王春玉主任介绍了"走进西部"十余年来的实施效果。"走进西部"项目是国家卫健委与拜耳医药保健有限公司合作开展的卫生人才培训项目。项目自 2007 年实施,2012年开始走进宁夏,项目紧紧围绕国家重点卫生工作,不断推陈出新,每期主题均有不同,内容涵盖等级医院评审、现代医院质量管理、绩效管理,医疗资源整合、医院信息化建设、学科建设、医院核心管理及《医疗质量管理办法》解读等多方面内容,为进一步提高我区的整体医疗管理水平起到了积极的引导及助推作用(图 3-6)。

为期两天的学术会议由清华大学医院管理研究院教授、宁夏医调委主任、上海申康医院管理中心副主任、复旦大学附属华东医院副院长、国家卫健委医院管理研究所卫生经济研究室主任、北京市卫生信息中心副主任分别就中国台湾医院医疗质量管理与案例，坚持调赔结合机制创新、构建平安医院建设新篇章，上海

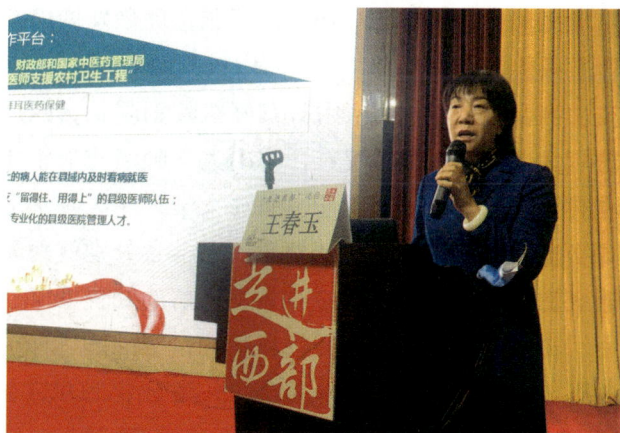

图3-6　国家卫健委医院管理研究所王春玉主任
介绍走进西部项目

申康绩效考核经验分享，医院高质量发展策略与实践，"十四五"规划医疗卫生发展趋势，DRG支付方式改革与绩效评价等内容进行了详尽的分享。

两天紧张的培训，为广大医院管理者带来一场非常高规格的学术盛宴。本次学术会议对促进医院管理的科学化、标准化、规范化、精细化具有重要意义；参会人员通过各位专家精彩的演讲，在医院多元化管理方面受到很大的启发。

2022年4月，受疫情影响又举办一期线上宁夏医院管理学术会议，国家卫健委医政司医疗资源处处长王斐、国家卫健委医院管理研究所卫生经济研究室主任王春玉、国家卫健委医管中心质量评价处处长褚湜婧、清华大学深圳国际研究生院党委副书记杨瑞东、清华大学深圳研究生院培训学院副院长李叙凤、华中科技大学同济医学院医药卫生管理学院院长冯占春、中日友好医院副院长彭明强、拜耳医药保健有限公司西区抗感染领域总监陶建南等参加了开班仪式。

王斐进行了《公立医院高质量发展政策解读》，为医院高质量发展和内涵式建设指明了方向。只有应势而变、管理创新，才能凝聚医院发展合力，注入高质量发展内涵，推动医院高质量。

褚湜婧为大家就"公立医院绩效考核指标"进行解读，有助于各医疗机构掌握各项指标反映的内涵，今后进一步开展好各项工作。找到自身定

位，发现自身优势，找到存在问题，理顺发展思路，合理提升指标质量，为医院高质量发展提供坚强的内核驱动力。

学术会议上，北京中日友好医院副院长，四川大学华西医院院长，解放军总医院第八中心院长，中山大学肿瘤防治中心副院长，福建医科大学附属第一医院门诊部主任，南通大学附属医院法务部、门诊部主任，北京朝阳医院原副院级总会计师等专家学者分别就医院规范化管理、华西高质量发展战略思考、医院应对突发疫情的处置策略、新医改背景下医保作用及公立医院绩效模式选择、新版评审标准解读和应对策略、《医师法》中医师的权利、义务、法律责任与医院工作、DRG 付费变革下的医院绩效管理等进行了精彩的演讲。

来自全区各级各类医疗机构医院管理者 1600 余人线上参加了会议。

截至 2022 年 12 月底，共完成宁夏医院管理学术会议 12 期，累计培养学员 6100 余人次。为我区公立医院的运营管理和绩效改革提供了新的思路，为医院管理者传递了新的理念、新的方法，指明了工作的方向。助力医院管理人员使用创新思维，实践开拓，通过精细化运营绩效管理提升医院的质量和效率。希望各医疗机构在运营管理成为国家顶层设计的大背景下，提高站位，明确目标，注重过程管理，依托信息化建立公正合理的绩效管理体系，抓住机遇，赢得未来，构建起高质量发展的新体系，激发出高质量发展的新活力，进一步助推医院高质量发展。

第三节　医院管理学术论坛

为了提高我区医院科学管理水平，促进行业高质量发展，协会每年组织举办十余次大型医院管理学术交流活动，受到各会员单位及医疗行业科技工作者的一致好评。

2015 年，为不断提高宁夏医院管理水平，给医院管理者搭建学习交流平台，协会于 11 月 1 日在宁夏医科大学总院举办了主题为"医疗质量为核心　医疗安全为目标"的首届宁夏医院管理论坛。论坛以医院管理、质量、安全为主线，聚焦医改前沿，围绕医院管理团队建设，实现医院的精细化、科学化、规范化、标准化管理，交流国内医院管理先进经验和理念。论坛是宁夏医院管理协会首次举办的综合性、高品质、高规模的一次学术盛会，论坛设立了1个主会场和4个分会场。主论坛邀请了中国工程院院士、副院长、解放军四军医大原校长、西京医院消化病医院院长樊代明做了《现代医院管理趋势》的专题报告；浙江省卫计委医政医管处处长介绍了《浙江省医改实践》；浙江省医院协会副会长、温州医科大一附属医院院长做了《打造智慧医疗航母 开启医疗新体验》、浙江省医院协会副会长、台州医院院长做了《基于不良事件报告系统 管理构建更加安全医疗系统》。四个分会场分别为医院药事管理、医院感染管理、病案管理、医疗质量管理和医保管理分论坛，来自浙江、江苏的8名相关专业的知名资深专家做专题报告，共有1500多人参加了主会场及4个分会场的活动。大家一致认为论坛的举办非常必要，为医院管理者带来了不同领域、不同专业的新理念、新概念、新信息、新知识。为推动宁夏当前的"公立医院改革"作出了积极贡献。同时也证明了宁夏医院管理协会和各分支机构有一支召之即来、来之能战的优秀工作团队，尤其是宁夏医科大总医院和浙江医院协会给予的大力支持保证了论坛的顺利进行。

为了进一步提高医院的管理水平和服务能力，持续提升人民健康水平，2016年4月8日协会在银川国际交流中心组织召开了"宁夏中美医院管理论坛"，论坛邀请了国家卫计委医院管理研究所所长，原卫生部医政司司长，美国医院患者满意度最高的奥克拉哈马心血管医院院长、护士长，国际骨关节脊椎外科研究所法人，西达赛奈医疗中心大外科主任，美国杜克大学骨科研究所前所长等著名专家学者前来授课交流，区内各医疗机构、各市县卫计局及陕西、甘肃、内蒙古的部分医院及卫计局负责人及相关部门语言管理者参加了论坛（图3-7）。论坛对区内外医院拓宽国际视野、搭建交流平台、推进现代医院管理进程起到了很大的促进作用。

2018年6月14—15日，在宁夏老年服务中心举办了"中国人民解放军301医院专家进宁夏大型公益讲座"活动。由解放军301医院、北京大兴区人民医院专家学者就《东西方养生文化与保健智慧——饮食篇》《疾病预防与妇儿篇》《冠心病防治与预防》《肿瘤防治的前世今生》《呼吸道疾病的预防与保健》等专题进行了讲座，共有银川各行各界1000余人次聆听了健康保健知识。活动的开展有力地提高了各行各界朋友们的健康保健意识和自我防病意识。

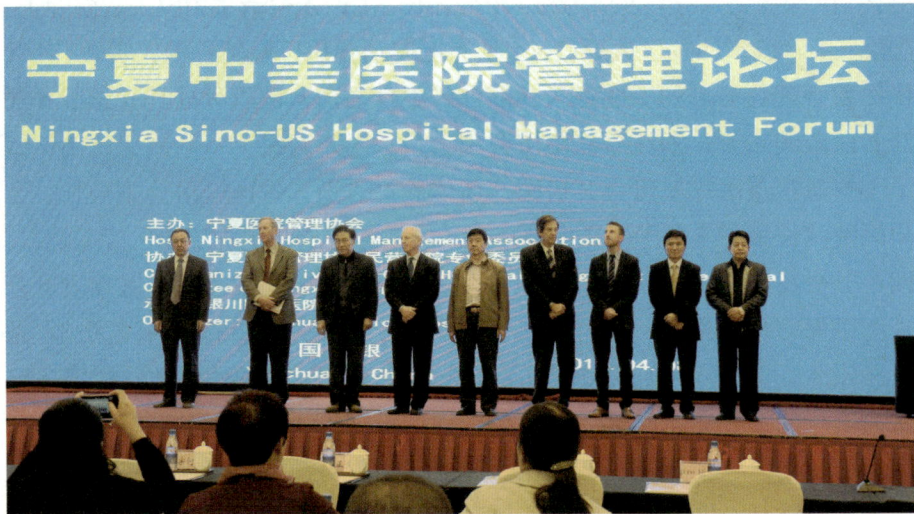

图 3-7　宁夏中美医院管理论坛

　　2019 年 7 月 20 日，主办了"现代医院管理高级研修班暨百家医院管理公益讲堂活动"，邀请了新加坡国际管理学院和国内在医院管理方面有着丰富经验的知名专家学者。甘肃、青海等兄弟省份及我区医院管理者共计300 余人参加（图 3-8）。对进一步提升我区各级医院科学化管理水平，提高医疗质量，改善医疗服务能力，促进医院改革发展起到有力的促进作用。

　　2019 年 9 月 12 日，主办了"中美专家医院管理高峰论坛"。10 多位来自美国、中国上海、中国台湾地区的专家学者做了高水平的学术报告，为我区学习借鉴国内外医疗先进经验提供了一个良好的契机。促进了中外医院管理经验交流，从而为进一步完善我区医疗行业科学管理，提高优质医疗服务做了一次有益的尝试，收到良好效果。

　　2020 年 7 月 26 日，举办了"西北地区医院管理高峰论坛"。会议采取线上线下结合方式进行。论坛邀请了国家级医院管理资深专家学者就后疫情时代医疗服务模式的融合与变革、新时代下的管理变革与创新、常态化疫情防控下的医院学科建设等内容进行了分享，西北地区医院管理同行线上、线下关注量近 9 万人次。

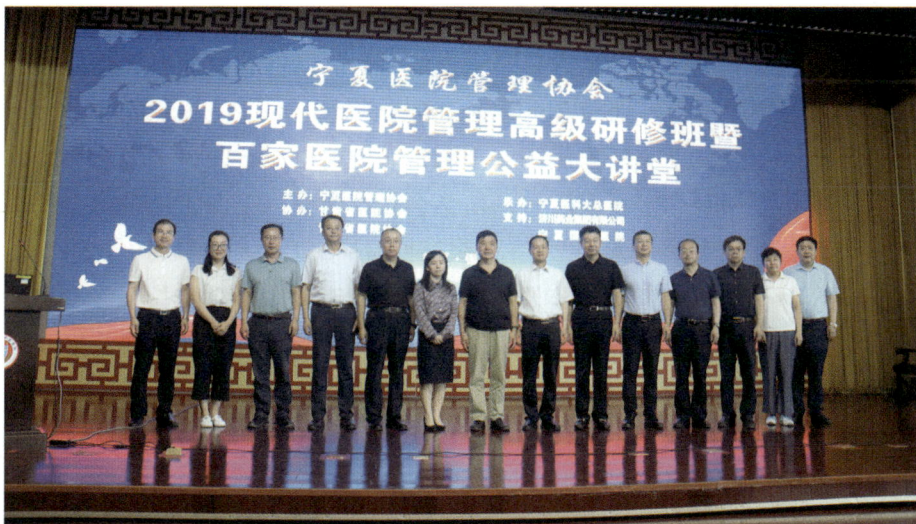

图 3-8　现代医院管理高级研修班

2021 年 12 月 24—25 日，线上举办了"中西部地区医院管理学术论坛"，会议邀请四川华西医院、中南大学湘雅医院及河南、新疆、内蒙古、湖北及我区国家知名专家围绕深刻理解公立医院高质量发展的方略、医院高质量发展湘雅实践、上合组织医院合作联盟建设发展、多院区线上线下一体化治理体系创建及医疗服务模式创新应用、医院经济运行高质量管理实践与思考等医院管理的先进经验进行深度交流，来自中西部地区医院管理者16 600 余人参加了论坛。

第四节　上海专家宁夏行医院管理学术交流

为认真贯彻自治区党委、人民政府《关于创新体制机制促进人才与经济社会协调发展的若干意见》，宁夏医院管理协会 2018、2019 年连续两年联系上海市医院协会联合举办两期"上海专家宁夏行——医院管理科学化学术交流研讨会"。

2018 年 7 月 26—27 日，由上海市卫健委、宁夏自治区卫健委指导，宁夏科协支持、上海市医院协会和宁夏医院管理协会联合主办，宁夏医科大学总院和宁夏医院管理协会医疗质量管理专业委员会承办的首次"上海专家宁夏行——医院管理科学化学术交流研讨会"在宁夏医科大学科研楼二楼学术报告厅举行。到会嘉宾共有 400 余人。

自治区卫健委副主任宋晨阳、上海市医院协会副会长、上海市第六人民医院院长贾伟平、宁夏医院管理协会会长崔学光、上海市医院协会秘书长王小冬、上海市第一人民医院副院长钟力炜、复旦大学附属中山医院副院长秦净、上海市儿童医院院长于广军、上海市浦东医院院长余波、上海市肺科医院院长艾开兴、自治区卫健委医政医管处处长张波、自治区科协学会部副部长周艳梅、自治区民政厅民间组织管理局李富昌处长、宁夏医科大学总医院副院长贾绍斌、自治区中医医院院长王龙成、自治区宁安医院院长江洪、国龙医院党委书记郭龙等出席了开幕仪式（图 3-9）。

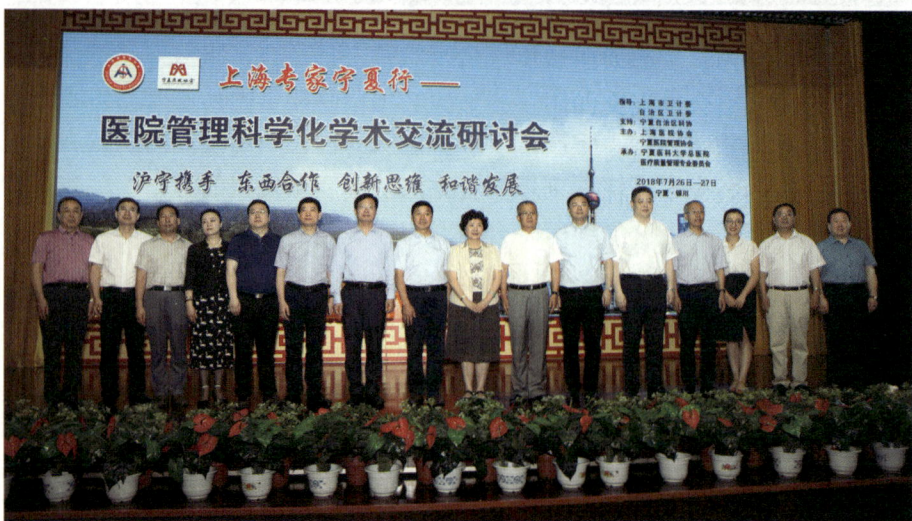

图 3-9　2018 年"上海专家宁夏行医院管理学术"交流现场

由上海市医院协会副会长、上海市六院院长、中华医学会糖尿病专委会主任进行了题为《上海市糖尿病预防和诊治服务建设体系》的演讲；上海肺科医院院长交流了《转型期医院特色学科建设》；接着依次由复旦大学附属中山医院副院长、上海交通大学第一医院副院长、上海市儿童医院院长、上海浦东医院院长、上海交大附属新华医院院长、上海申康医院发展中心副主任、上海复旦大学附属华山医院副院长分别就《患者安全的理念和医院实践》《日间手术的探索与体会》《互联网＋创新医疗服务》《新医改下区域医疗中心战略发展》《新华－崇明区域医联体布局与健康发展》《上海市医院内部绩效考核与分配制度改革实践与思考》《从华山百十年发展历程看华山文化魅力所在》等方面进行了深入的交流研讨（图3-10）。

为期两天的研讨会主题紧跟国家医改形势，内容丰富多彩，所涉面广，科学化管理和医疗行业发展紧密结合，为宁夏医疗行业科技工作者带来了新理念和新思维。

两届学术研讨会邀请上海知名专家来宁夏共同探讨医院改革与发展的最新进展和理念，内容包括上海市级医院内部绩效考核与分配制

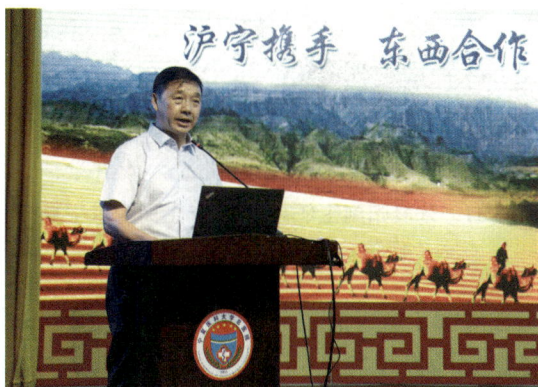

图3-10　崔学光会长主持2018年上海专家宁夏行医院管理学术会议

度改革实践与思考，医院学科建设与人才培养，医院医疗质量与患者安全管理实践，医联体与分级诊疗的探索，新医改背景下区（县）级公立医院的定位与发展，医院绩效管理、智慧医疗与"互联网＋医疗"服务、医院信息化和医院文化建设、医联体同质化管理、患者安全与质量提升等专题，专家们从各自的领域出发，以国内先进视角，传授管理理念与方法，对医院更快更好适应医改步伐具有极强的指导意义。对促进我区医院改革发展和提高医院管理水平、增强医院服务能力、凝聚行业力量和聚集行业智慧发挥了积极的推动作用。

2019年8月16日在宁夏医科大学总医院举办了第二届上海专家宁夏行活动（图3-11）。

上海医院协会派出强大阵容，多家知名大医院资深专家来到我区举办了一场高水平的医院管理学术研讨会。宁夏卫生健康委副主任宋晨阳、自治区科协学会部长赵文象、民政厅社会组织综合党委副书记尤建清出席会议，宁夏医院管理协会会长崔学光主持了开幕式。

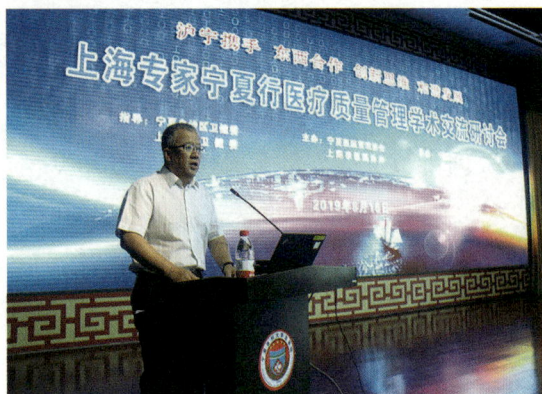

图3-11 宋晨阳副主任在2019年上海专家宁夏行医院管理学术会议上致辞

上海交通大学医学院附属瑞金医院副院长、复旦大学附属华山医院副院长、上海交通大学医学院附属第九人民医院副院长、上海市胸科医院副院长、上海市中医药大学附属龙华医院副院长、上海交通大学医学院附属儿童医学中心副院长、复旦大学附属儿科医院副院长、复旦大学附属华山北院常务副院长等八位专家，就公立医院绩效管理的实践，医院安全文化建设，信息化助力现代医院医疗精细化管理，乘势"互联网+"东风，延伸医疗服务触角，重点专科建设赋能医院核心竞争力，医联体探索与实践，用精益理念推动医院质量体系持续提升及品管工具在医院持续质量改进中的实践与体会等方面进行了经验分享。我区各医疗机构院长、医院管理者200余人参加了会议（图3-12）。

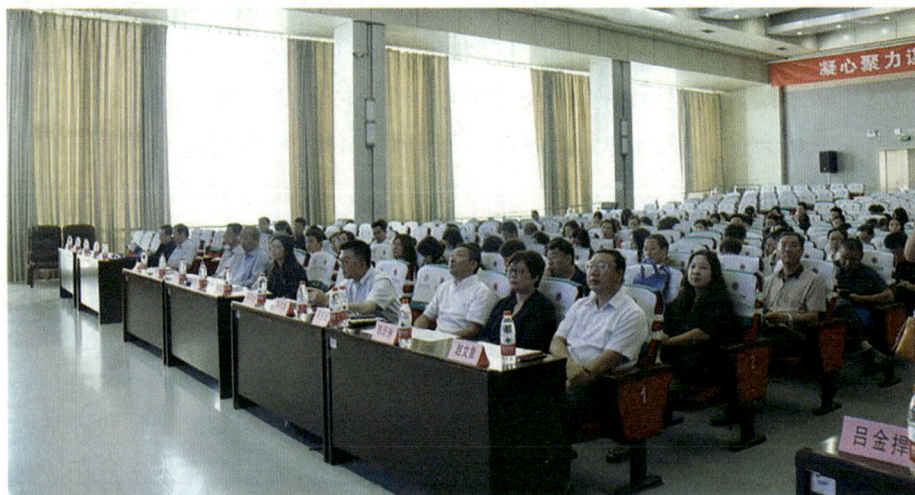

图3-12 2019年上海专家宁夏行医院管理学术会议现场

36

会议的圆满举办，对促进我区医院改革发展和提高医院管理水平、增强医院服务能力、提升医疗服务质量、更好地践行"健康宁夏"发挥了积极的推动作用。

2020—2022年因为新冠疫情，上海专家宁夏行活动被迫中止。

第五节　中西部医院大会

为了庆祝中华人民共和国70华诞，根据国家"中部崛起、西部大开发"战略规划精神，为了充分发挥中西部品牌医院的引领作用，全面带动中西部整体医院管理水平和医疗质量的提升，2019年6月24日，由山西省医院协会、河南省医院协会、湖北省医院协会、湖南省医院协会、四川省医院协会、云南省医院协会、广西医院协会、内蒙古医院协会、宁夏医院管理协会、甘肃省医院协会、青海省医院协会、陕西省医院协会等中西部十二省区医院协会共同签署了第一届中西部医院大会协议书，确定于2019年11月22—24日在山西太原举办主题为"管理创新，对标一流"的第一届中西部医院大会，并决定以后每年举办一期，由十二省区医院协会轮流主责（图3-13）。

11月23日，在山西太原煤炭交易中心会议中心，以"管理创新　对标一流"为主题的十二省区首届医院大会隆重开幕。中西部各级综合医院、中医院、专科医院的院长、书记、中层领导等总计1000余人参加了大会。大会表彰了庆祝中华人民共和国成立70周年"讴歌新时代　再续新篇章"中西部十二省区医院协会首届"恒瑞杯"全国散文

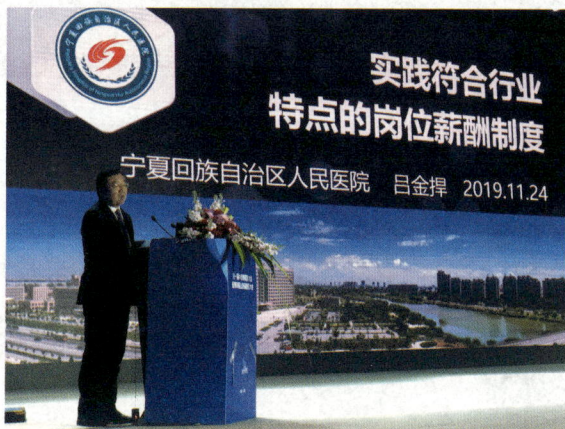

图3-13　第一届中西部医院大会

（诗歌）征文大赛获奖作品（99篇）。宁夏医院管理协会组织74篇参赛作品，最终19篇获奖（二等奖1篇，三等奖3篇，优秀奖15篇）。大会安排了中西部顶级医院管理创新主论坛、中西部顶级医院创新发展论坛等2场主论坛及7场专题分论坛，来自全国的卫生健康部门、各级各类医疗机构近百位专家围绕医院管理、医疗质量、智慧医疗、分级诊疗、绩效管理，医养结合、医院文化等热点、焦点问题进行了深入探讨，分享了宝贵经验。

2020年开始，由于疫情影响，第二届中西部医院大会延期两年。

2022年，经十二省区医院协会协商决定，第二届中西部医院大会在宁夏银川举办。

2022年9月3日，由中西部十二省区医院协会共同组织、共同主办的"第二届（银川）中西部医院大会暨新时代背景下全区医院高质量发展学术研讨会"在银川国际交流中心酒店隆重开幕。

全国人大教科文卫委员会副主任委员、中国医院协会会长刘谦，国家卫健委医政医管局副局长李大川在线上出席会议。宁夏回族自治区科学技术协会二级巡视员赵文象，中国医院协会副会长、广西医院协会会长韦波，宁夏医院管理协会会长崔学光，山西省医院协会会长李和平，河南省医院协会会长马保根，内蒙古医院协会会长尹赤林，四川省医院协会会长安劬，湖北省医院协会会长王国斌出席开幕式（图3-14）。

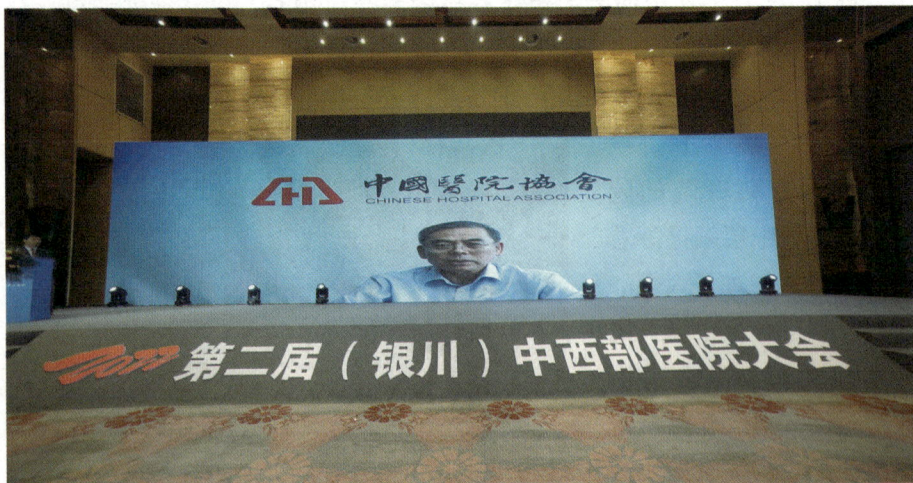

图3-14　中国医院协会刘谦会长线上出席会议并讲话

　　出席开幕式的还有宁夏医院管理协会常务副会长江洪，湖北省医院协会副会长兼秘书长胡仁崇，湖南省医院协会李爱勤副会长及十二省区医院协会秘书长、演讲嘉宾及十二省区医院管理者，线上线下共计1200余人参加了会议（图3-15）。

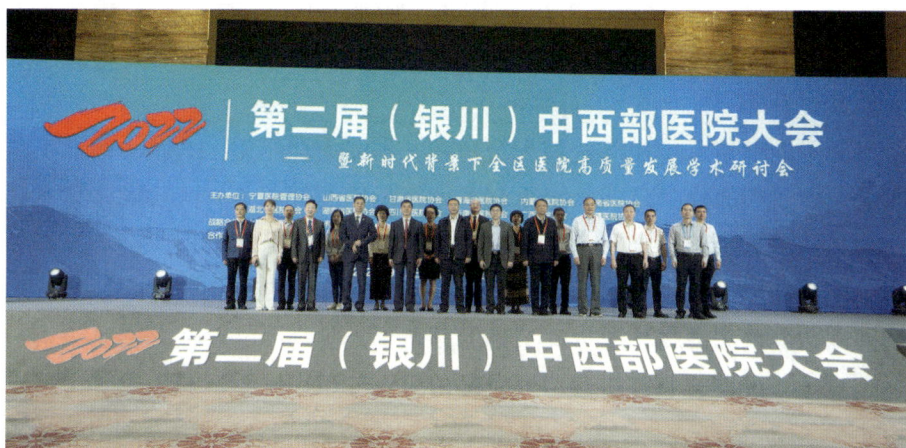

图3-15　第二届（银川）中西部医院大会参会嘉宾合影留念

　　大会设立中西部顶级医院高质量发展及中西部品牌医院创新发展两个主会场。国家卫健委医政医管局副局长、郑州大学第一附属医院副院长、华中科技大学同济医学院附属同济医院院长、中国医院协会副会长、新疆医院协会会长、内蒙古医院协会会长、中南大学湘雅三医院党委书记、深圳市罗湖区人民医院（深圳大学第三附属医院）院长、广西医科大学第一附属医院院长、山西省人民医院院长分别分享了《公立医院高质量促进行动与评价》《城市医疗集团多院区管理实践与探索》《"技术创新"与"人才培养"双驱动——同济医院学科建设实践》《上合组织医院合作联盟的建设与发展》《推动公立医院高质量发展的思考》《党建引领文化建设助推医院高质量发展》《创新技术助力新冠肺炎疫情防控》《高质量发展背景下三级公立医院病种结构调整与优势转化》《医院高质量发展实践与探索》。

　　医院党建与文化建设、医疗质量与安全、医院绩效管理、医保支付管理等四个分会场，21位来自十二省区医院管理专家聚焦医院党建与文化建设、医疗质量与安全、医院绩效管理、医保支付管理等主题深入探讨、集思广益，提出宝贵建议、真知灼见，聚力推动中国公立医院和医疗卫生事业高质量发展。

百舸争流，破浪者领航；千帆竞发，奋楫者当先。通过本次医院大会，中西部十二省区医疗行业将凝心聚力、乘势而上，共同面对新挑战，把握新机遇，开创中西部医院高质量发展新局面，以优异成绩向党的二十大献礼！

为了继续传承中西部医院大会精神，延续大会品质，本届中西部医院大会设置了会旗交接仪式（图 3-16）。经过中西部相关省区协商，第三届中西部医院大会将由湖北省医院协会承办，由宁夏医院管理协会会长崔学光给第三届承办协会——湖北省医院协会副会长胡仁崇传递第三届（武汉）中西部医院大会会旗。

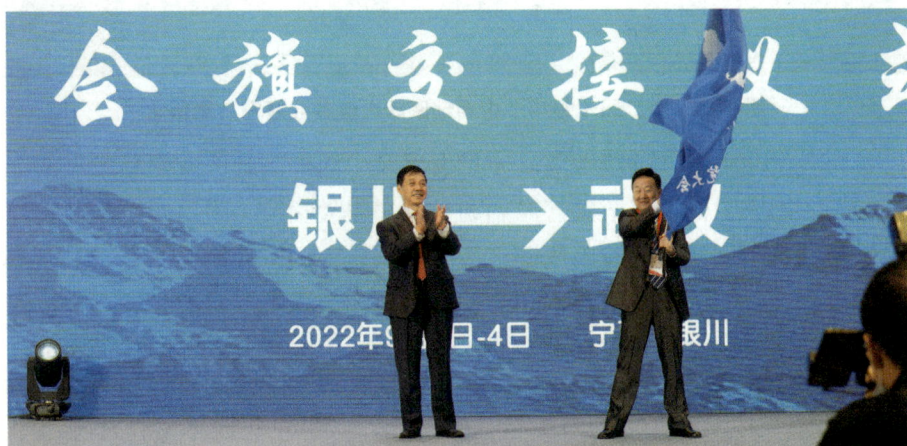

图 3-16　中西部医院大会会旗交接仪式

第四章

加强党的建设　坚持党建强会

社会组织是中国特色社会主义建设的一支重要力量，必须坚持中国共产党的领导。事实证明，协会只有在深化改革发展中加强党的建设，才能把党的政治优势转化为协会的发展优势，才能确保协会的健康和可持续发展。

第一节　党组织建设

一、基本情况

2015年9月19日，中央办公厅印发了《关于加强社会组织党的建设工作的意见（试行）》（中办发〔2015〕51号），这是第一个以中共中央名义下发的关于社会组织党的建设工作的专门文件。行业协会商会是我国经济建设和社会发展的重要力量，是党的工作和群众工作的重要阵地，是党的基层组织建设的重要领域，在促进经济发展、繁荣社会事业、创新社会治理等方面发挥了积极作用。近年来，党中央更加高度重视强化社会组织的党建工作，要求发挥党组织在社会组织中的政治核心作用。

根据中共宁夏自治区委组织部、中共非公有制经济组织和社会组织工委有关文件精神和国家发改委、民政部、中央组织部、中央直属机构工委、中央国家机关工委、外交部、财政部、人力资源和社会保障部、国务院国资委、国家机关事务管理局关于印发《行业协会商会综合监管办法》的通知精神，宁夏医院管理协会积极筹备成立党支部。经自治区卫生和计划生育委员会直属机关党委批准，2017 年 5 月协会党支部正式成立，协会现有党员 6 人，属功能性党组织。

2017 年 5 月 31 日下午，召开了宁夏医院管理协会党支部第一次党员大会。会上崔学光会长组织全体党员认真学习了中共宁夏区委组织部、中共宁夏非公有制经济组织和社会组织工委有关文件精神和宁夏回族自治区党委的相关要求，阐述成立党支部的重要意义。协会马竹兰副秘书长宣读了自治区卫计委两个批复文件（图 4-1）。

经大会全体党员民主选举，一致同意推选崔学光同志为中共宁夏医院管理协会支部书记。

宁夏医院管理协会党支部的成立，是协会政治生活和事业发展历程中的一件大事，也是积极贯彻党和国家对社会组织发展工作部署和习近平总书记重要讲话精神的重要工作举措，党支部的成立必将引领协会及其行业

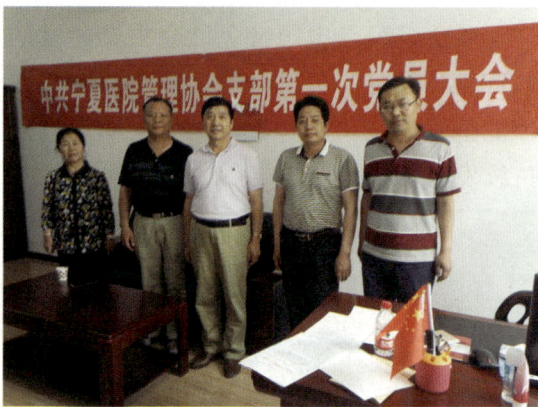

图 4-1　2017 年 5 月召开宁夏医院管理协会党支部第一次党员大会

人员更加紧密地团结在以习近平同志为核心的党中央周围，听党话、跟党走，助推宁夏医院管理协会在党的领导下朝着正确的方向健康有序发展。

二、组织建设

协会党支部成立之后，认真学习贯彻落实党的十九大和十九届一中、二中、三中、四中、五中、六中全会精神，全面贯彻落实习近平总书记关于社会主义核心价值观融入法治建设重要指示精神。

一是完善制度建设，推进党的组织生活规范化。根据协会党支部是功能性党组织的实际情况，修订和完善了支部规章制度，严格按党章、条例、章程、制度、规矩办事。严格落实党组织"三会一课"制度，固定组织生活日制度。二是严格程序，保证组织生活质量。结合协会全年的中心工作，

定期召开会议。特别是涉及重大事项，每次会议和党课都做好会前准备、会议议程和会议记录，确保时间、人员、内容三到位。会后及时将相关材料归档，提高会议和党课的质量。三是进一步落实组织生活制度、学习制度。组织党员深入学习领会十九大精神、习近平总书记视察宁夏重要讲话精神、党史学习教育等内容，让党的创新理论在支部内生动实践、在全体党员中转化成为自觉行动、落实到服务社会、服务群众、服务会员中去。

三、阵地建设

党支部为了营造良好的党建氛围，注重发挥党建文化的引领激励、教育规范功能，把党员活动阵地建设作为党组织建设的一项重要载体来抓。在办公室陈列支部构架图、风采墙、支部学习园地、党建宣传墙，强化党建宣传载体建设，展示党建成果，营造浓厚的党建学习氛围，让党建文化"入眼、入脑、入心"，起到潜移默化的教育效果（图4-2）。

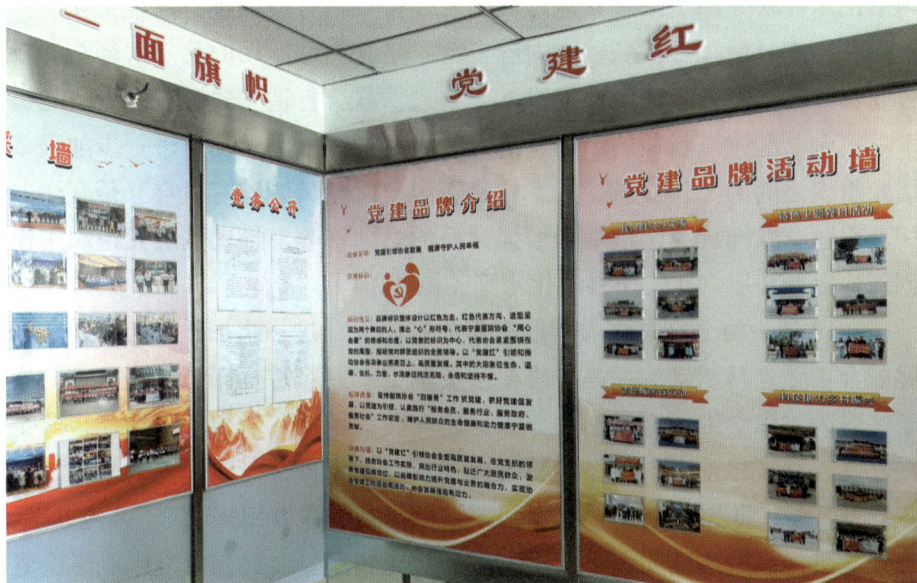

图 4-2　宁夏医院管理协会党支部党建阵地

第二节　主题党日活动

2018 年，为学习贯彻落实习近平新时代中国特色社会主义思想，进一步推进"两学一做"学习教育常态化制度化，创新基层党组织生活方式，拓宽党建阵地，丰富党建工作内涵，8 月 3 日上午，宁夏医院管理协会党支部走进宁夏秦杨中医医院，与秦杨中医医院党支部开展联合主题党日活动。双方党组织共计 20 余名党员参加了此次活动。活动期间开展重温入党誓词、召开座谈会、赠送书籍、参观医院党建文化长廊。会上，崔学光会长首先介绍了协会基本情况和党建开展情况。崔会长从注重先锋作用，建设一个好班子；突出阵地建设，造就一支好队伍；加强制度建设，建立一套好机制三个方面介绍了协会党建开展情况。秦杨中医医院党支部专职副书记李怀松介绍了医院党建开展的三个特点及打造四种"红色文化"。本次联合党日活动形式新颖、内容丰富，是党支部活动的又一次创新。双方党支部计划将持续深入地推进互学共进，联合打造党建交流平台、党员学习平台。继续以新颖的形式、活跃的气氛开展主题活动，进一步加强基层党组织之间的工作交流、共享党建资源，使党员能够有机会互帮互学，相互启迪、共同提高，进一步增强党员的党性修养，推动基层党组织工作创新，提升基层党建工作科学化水平（图 4-3）。

2019 年，协会在总结去年的工作的基础上，进一步加强与会员单位开展联合主题党日活动。一是与协会会员单位宁安医院临床第一党支部开展了主题为"深学细悟守望初心，牢记使命履行承诺"联合党日活动，两个支部一起开展忆初心，典型在我身边，观看微党课，党旗面前践承诺，诵读党章，赠书励志，参观学习党建文化七项内容。双方相互学习，共建共融，加强党员之间的沟通交流，促进支部正规化建设。二是与宁夏水利学会党支部走进田间地头，来到镇北堡拦洪库，与西干渠管理处二支部和西干渠拦洪库管理所四个支部开展主题为"不忘初心跟党走，牢记使命争先锋"党日活动，重温了入党誓词、高唱了经典红歌、实地参观查看了水库，赠送党建书籍，参加修剪堤坝树苗，深入交流党建文化。让全体党员过了一

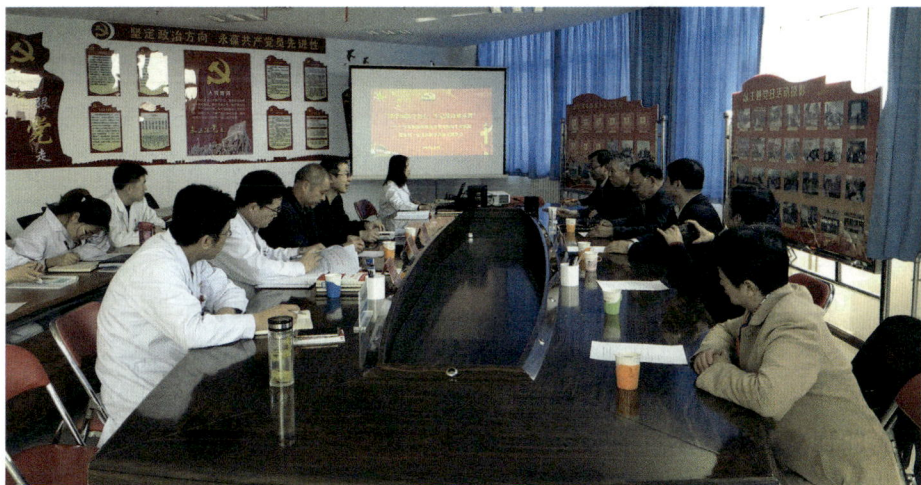

图 4-3　与宁夏宁安医院开展联合主题党日活动

个非常有意义的党员政治生日，每名党员亲身体会到我区水利建设发生的巨大变化和美好发展前景，现场体验工程建设的艰辛和不易，深刻地领悟水利人自力更生、艰苦创业、团结协作、无私奉献的精神内涵，激发党员的爱党、爱国无限热情。三是与协会会员单位第五医院沟口医院党支部开展了"重温艰苦岁月，喜看乡村振兴"为主题的联合党日活动。让党员走出家门，不拘泥于理论，感受到新农村建设的成果，增加对新农村建设的认识，丰富精神文化生活，坚定"四个自信"，增强做好全区健康卫生事业，为建设健康宁夏贡献自己应有的力量和信心。

2020 年，协会党支部按照"走出去，引进来"的工作思路，扎实开展主题党日活动。一是 6 月份，按照自治区民政厅社会组织综合党委要求，为全体党员过了一个主题为"重温党章党史，践行初心使命"的"政治生日"，支部开展了"四个一"（一次主题党日、一次"金点子"征集、一次志愿服务、一次党员公诺）活动，全体党员深受教育，过了一次特殊的有意义的政治生日。二是积极与兄弟单位开展联合主题党日活动。5 月 22日协会支部与宁夏沙漠绿化与沙产业发展基金会党支部开展主题为"向功勋模范致敬，向人民楷模学习"党日活动。全体党员来到灵武白芨滩国家级自然保护区，聆听人民楷模王有德同志讲述授勋感想和治沙事迹，感受治沙英雄一辈子坚持治沙治贫、全心全意为人民服务的责任担当。大家接受了深刻的思想教育和心灵洗礼，增强了学习的针对性、实效性（图4-4）。三是7月14日协会党支部与宁夏社会组织总会机关党支部开展主题为"联创共建守初心，党建引领促合作"党日活动，双方相互介绍支部工作情况，诵读党员公诺，赠送党建书籍，观看开国大典彩色录像，深入交流党建文化，增进了两个党支部之间的友谊，又开创了党建和业务相融合新模式，以党建促会建，以党建促合作新模式。

2021年，协会党支部立足理论学习的基础上，积极创新形式，增强学习效果，浓厚学习氛围。一是4月29日，宁夏医院管理协会党支部、银川市第一人民医院药剂科党支部、闽宁镇卫生院党支部联合在闽宁镇卫生院开展以"学党史　悟初心　担使命"为主题"党建＋业务"活动，活动分别开展了"座谈交流""赠书励志""赠药科普""指导帮带""用药咨询""参观学习镇馆"等系列活动。让全体党员追寻总书记的光辉足迹，感悟总书记的思想伟力，弘扬艰苦奋斗精神，服务医院建设，续写新时代奋斗征程（图4-5）。二是6月9日宁夏回族自治区科协学会部党支部、宁夏医院管理协会党支部、银川国龙医院党委在银川国龙医院联合开展了"学党史悟初心，砥砺奋进迎华诞"主题

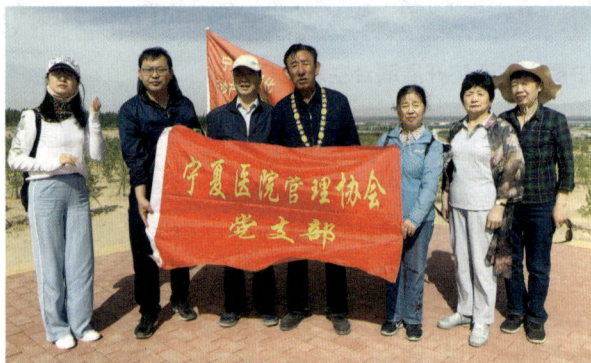

图 4-4　与宁夏沙漠绿化与沙产业发展基金会党支部开展主题为"向功勋模范致敬，向人民楷模学习"党日活动

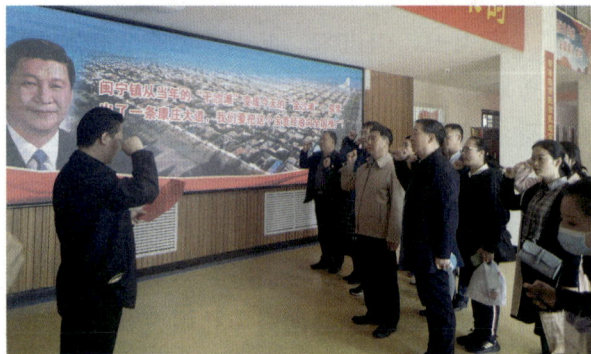

图 4-5　与银川市第一人民医院药剂科党支部、闽宁镇卫生院党支部联合在闽宁镇开展"学党史　悟初心　担使命"的主题党日活动

党日活动。通过实地参观学习国龙医院党建工作和白求恩精神教育基地，集中观看了中央党校（国家行政学院）副校（院）长谢春涛教授网络公开课——中国共产党为什么"能"，召开了党史学习教育交流座谈会。分享交流了党史学习教育的成果，促使全体党员牢记党的宗旨，立足岗位，把党史学习成果转化为思想成果和工作成果。通过与会员单位开展不同形式的主题党日活动，了解会员单位所需所想，不断增加服务会员的针对性和有效性（图4-6）。

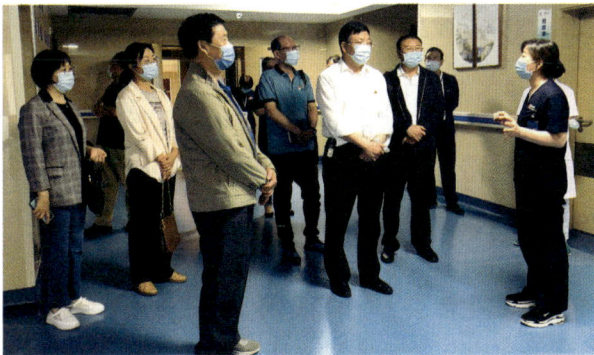

图 4-6 宁夏自治区科协学会部党支部、宁夏医院管理协会党支部、银川国龙医院党委在银川国龙医院联合开展了"学党史悟初心，砥砺奋进迎华诞"主题党日活动

第三节 重要党建活动

一、扎实开展"不忘初心、牢记使命"主题教育

2019年根据第二批"不忘初心、牢记使命"主题教育的安排部署，协会党支部准确把握主题教育根本任务和总要求，紧紧围绕五个具体目标，统筹抓好四项重点措施，稳步推进主题教育往深里走、往实里走。一是认真制订支部主题教育实施方案，制订学习计划，召开支部党员主题教育启动会。原原本本学习《习近平关于"不忘初心、牢记使命"论述摘编》《习近平在正定》、习近平系列重要讲话。个人自学、党员领学、书记讲学等形式，学原文、读原著、悟原理，做读书笔记、写心得体会。二是为扎实推动"不忘初心、牢记使命"主题教育深入开展，当好群众健康贴心人。10月11日，由宁夏医院管理协会党支部组织我区三甲医院的专家赴盐池

县惠安堡镇开展医疗下乡"送温暖、送服务"系列活动，免费义诊、看望慰问贫困群众，赠送书籍，赠送药品，知识培训等，切实增强当地老百姓对医疗卫生服务的获得感，用实际行动带动党员干部真学、真信、真做，及时把学习成果转化到为人民健康服务的具体行动上来，为健康宁夏建设再做新贡献。三是在第二批"不忘初心　牢记使命"主题教育深入开展之际，协会支部书记崔学光同志对主题教育活动进行了动员教育和专题辅导。既做好规定动作，又创新自选动作，突出实用实效，确保主题教育工作取得实实在在的效果。四是召开专题组织生活会和开展民主评议党员。按照非公经济和社会组织综合党委安排部署，协会党支部于 12 月 2 日召开了专题组织生活会，崔学光同志代表支部进行了检视剖析，个人党员依次进行了检视剖析，大家讲问题、谈不足，坚持问题导向，相互批评不绕弯子。通过这次专题组织生活会，协会党支部每位党员都经受了一次党内组织生活的严格锻炼，思想上受到了一次深刻教育，收到了相互教育、相互帮助、相互警醒的效果，达到了"团结—批评—团结"的目的。

二、积极开展"党建强会"服务新时代文明实践中心（所、站）建设示范活动

协会党支部积极响应自治区科协社会组织党委的号召，从 2020 年 7 月开始至 2021 年 6 月份结束，协会党支部先后组织宁夏医科大学总医院、自治区人民医院、宁夏宁安医院、银川市第一医院、银川市口腔医院等 40 名专家，涵盖呼吸、内分泌、胸科、胃肠、肝胆、口腔、中医、药学、精神卫生等专业，到平罗县陶乐镇、金凤区丰登镇、平罗县铁东社区、西夏区朔方社区、平罗县丽珠制药厂、中卫沙坡头区渡口村、中卫沙坡头区东花园社区、永宁县闽宁镇卫生院、吴忠市利通区古城村、兴庆区康馨社区、金凤区银新苑南社区等新时代文明实践中心（所、站）开展服务文明实践活动。累计受益群众 1400 人，为基层医院捐赠价值约 2 万多元的口罩、药品和仪器，发放 5000 余份健康宣传手册，义诊咨询 300 人次，为巩固脱贫攻坚成果、助力乡村振兴、改善当地基层医疗条件作出应有的贡献，受到当地群众和基层医疗机构的认可和欢迎。通过这些活动，宁夏医院管理协会的党员志愿者们有了社会责任担当，传播了社会主义核心价值观，

又传承了志愿精神，同时增强了党员服务群众的主动意识（图4-7）。

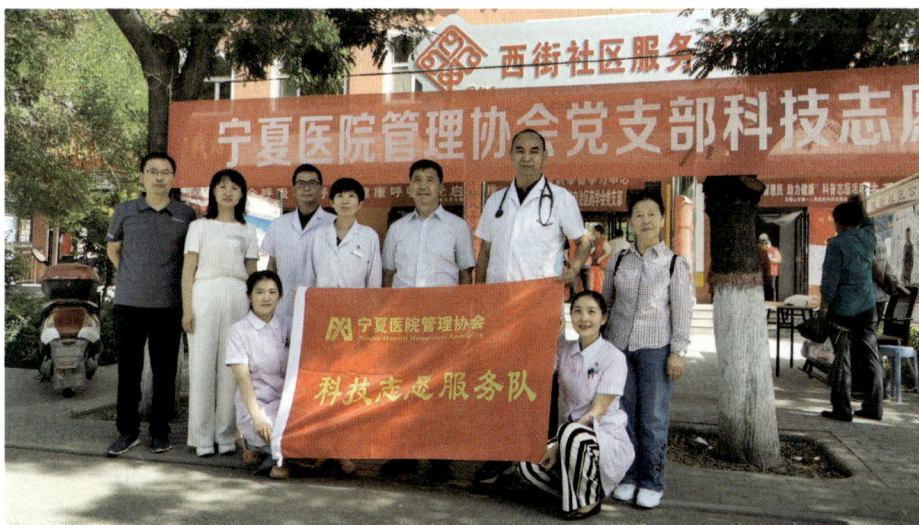

图 4-7　开展"党建强会"服务新时代文明实践中心（所、站）建设示范活动

三、自治区民政厅社会组织综合党委调研指导协会党建工作

2020 年 9 月 2 日上午，自治区民政厅办公室主任、协会党建指导员郭吉飞，民政厅社会组织综合党委副书记、社会组织管理局局长王继伟，民政厅社会组织综合党委毛永明副书记来到宁夏医院管理协会，调研指导协会党建工作。协会支部向调研组简要汇报了协会基本情况、近年来开展的工作、协会党支部基本情况以及党建工作特色亮点。听完汇报后，郭吉飞用四句话充分肯定了协会的党建和业务工作：协会业务工作有载体有水平；承担社会责任有抓手有活动，疫情防控方面有担当有作为；党建工作有亮点有特色。同时对协会党建工作提出了希望，协会党支部要进一步发挥组织优势、行业优势，在医疗精准扶贫、在服务新时代文明实践中心建设、在承担社会责任方面发挥更大的作用。要充分发挥党在社会组织中的政治引领作用，以党建促会建，促进协会各项工作上一个新台阶。最后郭吉飞表示，能作为宁夏医院管理协会的党建指导员十分荣幸，今后要加强与协会党支部开展内容丰富、形式多样的联建共育活动，共同研究，把党建工作抓实抓细，力争为全区社会组织党建工作树标杆做模范。王继伟局长对

协会工作给予了肯定并提出希望，希望协会把党建工作做得更好更扎实，在全区社会组织党建和网格化管理中走在前列，起到示范引领作用。最后，协会支部其他委员也纷纷表示，一定按照民政厅百名党建指导员走进社会组织开展"党建领航、筑牢根基"联建行动暨网格化管理工作要求，以此次联建共育行动为契机，结合协会工作实际，进一步规范党建活动，加强党对社会组织的领导，推动协会各项工作上一个新台阶。

四、直击疫情，将党的温暖送到会员单位

新冠疫情发生以来，以习近平同志为核心的党中央带领全国人民打赢了疫情防控的人民战争、总体战、阻击战。协会党支部积极行动，发挥了一个社会组织应有的义务和责任。一是强化责任担当，积极宣传"抗疫"防控科学知识。及时发布《致全区会员单位及广大医务人员慰问信》，为他们鼓劲加油。二是广泛开展宣传报道白衣天使感人事迹。加强与新闻媒体联合，及时向会员单位了解奋战在"抗疫"一线医护人员的感人故事，宣传报道白衣战士感人事迹，向社会传播正能量，号召社会向他们学习，向先进致敬。三是发挥协会党支部党员和专委会作用。发动社会办医机构向社会各界援助防护用品，为打赢疫情防控阻击战作贡献。

五、开展党史学习教育专题学习

2021 年，党中央在全国范围内掀起了一场学党史主题教育活动。协会党支部积极响应，把党史学习教育列为本年度协会党支部的工作重点。一是结合协会实际，制定了党史学习教育方案，明确了学习内容。二是召开了党史学习教育动员会，在会上深入学习了习近平总书记关于党史学习教育的重要论述，进一步提高对党史学习教育重大意义的思想认识。三是购买了党史学习相关书籍，提供了学习资料。四是每名党员撰写了学习党史心得体会，党员共撰写心得体会 6 篇。五是实地参观学习了中西部协作典范——闽宁镇，将红色资源作为学习教育的生动教材，在充满现场感、仪式感的氛围中，让党员受到沉浸式教育。六是在协会墙上制作了党史学习宣传栏，以党的代表大会从一大到十九大的内容做成宣传栏，方便大家学习。七是开展集中学习。组织传达学习习近平总书记在党史学习教育动员

大会上的讲话、及时学习习近平在庆祝中国共产党成立 100 周年大会上的重要讲话精神，组织学习了党的十九届六中全会精神。八是同时突出抓好"我为群众办实事"实践活动，在解决群众"急难愁盼"问题上下功夫，结合服务新时代文明实践活动，先后组织党员在中卫沙坡头区老渡口村、东花园社区，吴忠古城村开展义诊咨询、健康宣讲共 7 场"我为群众办实事"实践活动。让党员和群众更加深刻体悟到党的初心和使命。促进学习真正做到往深里走，往心里走，努力实现"学习明理、学史增信、学史崇德、学史力行，学党史、悟思想、办实事、开新局"的学习目标。

宁夏医院管理协会在上级党委的正确领导和帮助下，不断完善党建制度，提升党建工作水平。深入学习贯彻习近平新时代中国特色社会主义思想，增强"四个意识"，坚定"四个自信"，坚决做到"两个维护"；紧紧围绕党章赋予基层党组织的基本任务，建立健全党组织体制机制，严明政治纪律和政治规矩，严肃党内政治生活；切实发挥行业协会党组织的政治核心作用，强化政治引领和组织保障；探索协会党建与行业党建融合发展机制，广泛开展联学联建和互帮互助，坚持生命至上、人民至上，扎实推进协会党组织政治、思想、组织、作风和纪律五大建设，把协会党支部打造成推动协会事业发展和行业高质量发展的强大战斗堡垒。

2019 年，协会党支部被自治区民政厅社会组织综合党委评选为"三星级基层服务型党组织"。

2021 年，支部书记崔学光被自治区科协评为全区学会优秀党务工作者。

第四节　参观抗战纪念馆　缅怀革命先烈

2019 年，在全国第二批"不忘初心、牢记使命"主题教育深入开展之际，为了"铭记历史，缅怀先烈"，宁夏医院管理协会党支部组织全体党员前往卢沟桥和中国人民抗日战争纪念馆，开展了一次特殊意义的主题党日活动。

2019 年 10 月 31 日上午，协会全体党员和工作人员一行 6 人，在中国人民抗日战争纪念馆前合影留念（图 4-8）。

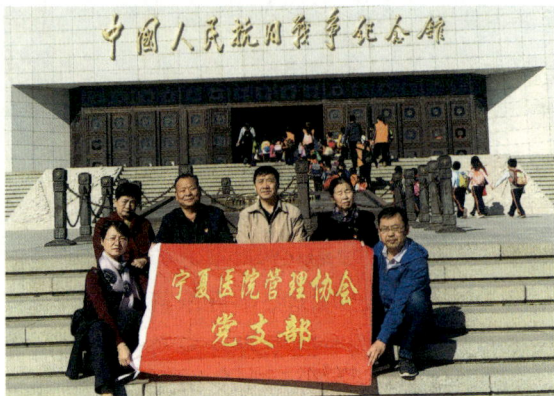

图 4-8　参观卢沟桥遗址和卢沟桥中国人民抗日战争纪念馆

中国人民抗日战争纪念馆坐落于北京市丰台区永定河卢沟桥以东的宛平城内，抗日战争的导火线——著名的"卢沟桥事变"就发生在这里。馆内一幅幅照片、一件件文物和一处处复原景观重重地撞击着我们的内心，丰富的史料真实体现中国人民与日本侵略者进行英勇斗争的光辉历程与艰苦卓绝的抗战之路。"天下兴亡，匹夫有责"，这是我们在卢沟桥和纪念馆中看到的、体会到的最深刻的一幕。

通过这次主题党日活动，大家重温了卢沟桥的历史，进一步激发了党员的爱国主义激情。卢沟桥上数不清的石狮子，见证着那段屈辱的历史。"七七"卢沟桥事变，一方面，标志着日本帝国主义全面侵华战争的开始；另一方面，也拉开了中华民族八年抗日民族战争的序幕。

通过这次主题党日活动，大家深深地体会到中国共产党对新中国成立和发展的重大作用和伟大意义。历史证明，与时俱进，不断发展，是中华民族从衰败到兴盛，由贫穷到富强的奋斗动力。为了民族的崛起，中国共产党在马克思主义理论指导下，带领亿万优秀的中华儿女，浴血奋战，建立了社会主义新中国。通过这次主题党日活动，大家深深地体会到应该更加珍惜和平安宁的幸福生活，不忘初心、牢记使命，积极发挥模范带头作用，以身作则，把爱国热情化作工作动力，为协会全面发展作出自己应有的贡献，为实现中华民族伟大复兴的中国梦不懈奋斗。

第五节　礼赞新中国　奋进新时代

2019 年 11 月 1 日，宁夏医院管理协会党支部组织全体党员和工作人员 6 人前往北京展览馆，参观了"伟大历程辉煌成就——庆祝中华人民共和国成立 70 周年大型成就展"。深入学习贯彻习近平新时代中国特色社会主义思想，重温 70 年来中国共产党带领中国人民发愤图强、艰苦奋斗的伟大历程，感受中华民族从站起来、富起来到强起来的伟大飞跃（图 4-9）。

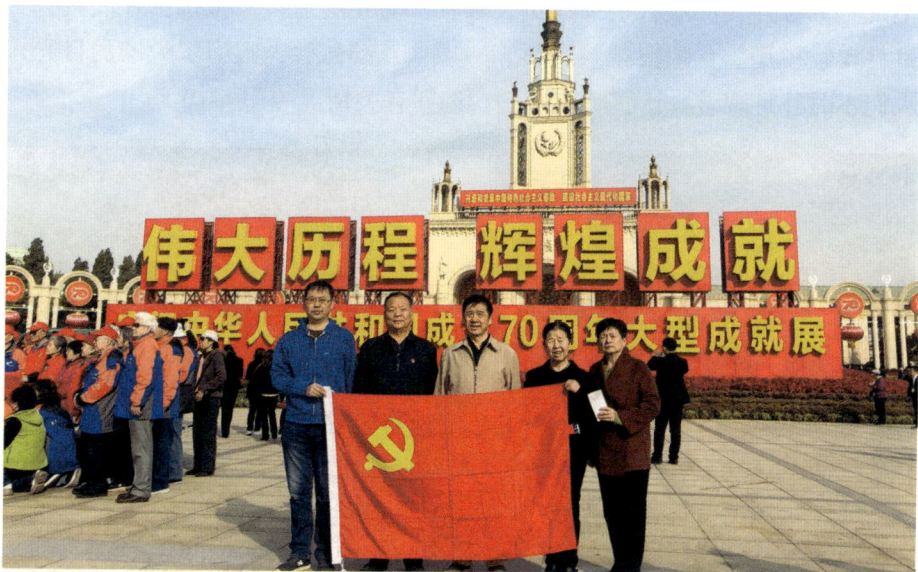

图 4-9　参观"伟大历程 辉煌成就——庆祝中华人民共和国成立 70 周年大型成就展"

展览以开辟和发展中国特色社会主义道路、建设社会主义现代化国家为主题，以编年体为时间主线，安排设计了 5 个部分，并体现历次党代会和重要中央全会、五年规划（计划）等方面的跨段主线，选择 150 个"新中国第一"进行展示，每 10 年设置英雄模范人物墙，充分运用声光电等多媒体科技展示手段，全方位、立体化呈现新中国成立 70 年来，中国共产党领导中国人民发愤图强、艰苦奋斗实现的伟大跨越。记录开国大典历史时刻的影像，纪念新中国建设的第一条铁路——成渝铁路建成通车的浮雕，定格恢复中华人民共和国在联合国一切合法权利瞬间的照片，寓意 1977 年恢复高考以来几代人命运得以改变的场景，展现安徽小岗村 18 户农民在"大包干"契约上按下鲜红手印的群像，反映上海浦东开发开放旧貌换新颜的视频，显现 1998 年抗洪抢险中万众一心、众志成城的场面，再现北京奥运会盛况的光影设计，中国自主研发的第一座快中子反应堆模型，展现全面深化改革进程的说明，反映高质量发展的成果，体现"绿水青山就是金山银山"生动实践的沙盘，展示人民军队官兵在强军目标指引下奋勇前进的展板，呈现脱贫攻坚新进展的实景，描绘区域发展战略的地图，模拟月球车、"天眼"等的模型，世界最长跨海大桥港珠澳大桥模型，体现全方位外交的展板……展览长廊犹如时光隧道，一张张图片展板、一件件实物模型、一段段视频资料、一项项互动体验，吸引了大家的目光，人们不时驻足观看，认真听取讲解，询问有关情况（图 4-10）。

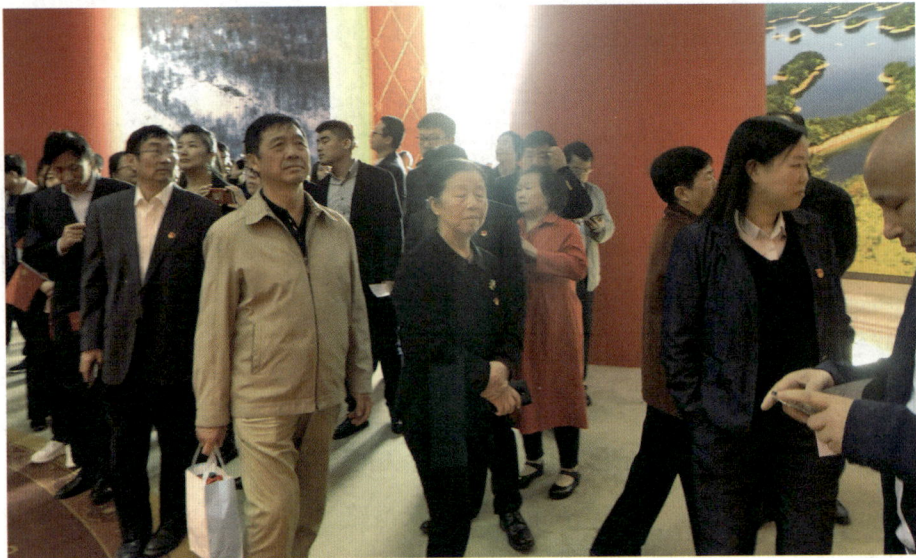

图 4-10　参观"伟大历程辉煌成就——庆祝中华人民共和国成立 70 周年大型成就展"

　　参观结束后，同志们意犹未尽，纷纷表示看到了伟大祖国在政治、经济、科技和文化等各领域取得的辉煌成就而倍感振奋，深受鼓舞。祖国的强大是人民安居乐业的坚实后盾，作为新时代的党员要立足岗位，砥砺前行，为实现中华民族伟大复兴的中国梦不懈奋斗。

风雨历程

第五章

开展社会公益　履行社会责任

　　健康扶贫工作、公益课堂及慰问一线科技工作者是宁夏医院管理协会着重实践性的工作。我区贫困地区农村因病致贫、因残致贫的现象还不同程度地存在，医疗扶贫是精准扶贫中不可或缺的重要一环，而社会组织是我国社会主义现代化建设的重要力量，是动员组织社会力量参与脱贫攻坚的重要载体。宁夏医院管理协会积极响应党的号召，高度重视医疗救助在精准脱贫攻坚中的功效，立足行业优势、组织优势，充分发挥医疗科技专家的作用，依托专家智库平台，以"因病致贫、因病返贫"群众为对象，连续三年开展医疗精准扶贫活动，取得良好的效果，受到当地老百姓的一致欢迎和认可，为自治区打赢脱贫攻坚战贡献了协会的力量。

第一节　医疗精准扶贫　筑起"健康防线"

一、总体情况

　　为了认真贯彻落实党中央、国务院和自治区关于精准扶贫工作的一系列重要指示精神，2017年，宁夏民政厅、扶贫办联合下发《关于开展全区社会组织结对精准扶贫工作的通知》，全面启动社会组织结对精准扶贫工作。落实自治区"三年集中攻坚、两年巩固提高、力争提前脱贫"的脱贫攻坚工作目标。宁夏医院管理协会积极响应，主动筹备启动。通过讨论、会议、协调和动员等方式，凝聚四点共识：主动承担社会责任，助力医疗精准扶贫；开展免费体检，专家问诊，健康科普宣传形式与模式；聚焦

"精准"，多措并举，降低"因病致贫、因病返贫"人群；积极组织动员，汇聚各方力量。召开活动筹备策划会，确定以南部山区、移民区作为首批精准扶贫试点，制订活动实施方案，扎实开展精准扶贫活动。活动实施以来，先后在固原市原州区彭堡镇、固原市隆德县沙塘镇、吴忠市红寺堡区、吴忠市盐池县惠安堡镇开展四场大型医疗精准扶贫活动。主要通过大型义诊咨询、医护人员培训讲学、健康科普宣传、贫困人群体检、特殊人群筛查、医药品捐赠等进行精准救治、精准帮扶。四场活动累计培训医护人员520人次，受益群众1000多人次，免费体检60人次，免费为20人次进行了消化道早癌筛查、消化道胃镜检查，免费进行幽门螺杆菌快速筛查近80人次，捐赠药品医疗设备121 800元，发放医疗书籍和科普宣传资料700余份。

二、主要做法

（一）深入调研，摸清实情

深入宁南山区、移民地区等地开展调研。了解梳理贫困地区卫生、医疗、群众地方病和慢性病等综合情况，重点对当地卫生部门、建档立卡贫困人口进行调查，采用"贫中找病"和"病中找贫"双重方式进行人员的精准识别，摸清当地帮扶对象具体情况。分群众和医护人员两种情况确定帮扶对策，组织专家开展针对性的医疗服务和人员培训，尽可能多渠道筹集资金和医疗救助设备。

（二）加强领导，落实责任

建立活动领导小组，会长、副会长主要领导任组长，秘书长任副组长，相关责任工作人员为成员。进一步明确责任分工，建立沟通协调机制，同时注重发动会员单位和有责任的企业共同参与精准扶贫活动，确保活动取得扎实效果。

（三）注重实效，分类实施

一是开展义诊咨询。义诊活动现场，邀请全区资深专家包括呼吸内科、内分泌科、妇科、中医科、心内科、消化内科、儿科、骨科、精神等专业开展义诊，对贫困人口进行健康体检（项目包括血常规、肝肾功能、血糖、血脂的检验；心电图、胸部X线片和腹部B超）、部分患者的胃镜检查，消化道疾病的筛查、义诊、健康咨询活动。让山区贫困群众在家门口享受到三级甲等医院的医疗服务，让群众得到了实惠，把精准扶贫落到了实处。会员单位宁夏医科大学总医院出动大型消化道内镜检查车，在现场免费为居民进行胃镜检查，对筛查出的胃病患者，由丽珠医药集团免费提供药物治疗。二是开展健康知识培训讲座。邀请经验丰富的医疗专家分别就健康教育和健康管理、医疗质量控制、肺部感染的诊断治疗、糖尿病的诊断治疗及并发症的预防、各类高血压的防治、肝硬化及并发症的诊疗等内容进行详细的集中讲解。三是开展基层业务指导活动。每到一处，专家们深入病房实地进行业务指导、疑难病例讨论及业务查房。让基层医护人员感觉受益匪浅，进一步完善了自身专业理论基础，提高了专业技术水平和医疗服务能力。四是送医送药送温暖。针对因病致贫的困难家庭，扶贫小组集中看望慰问。为他们带去了大米、面粉、油、奶等慰问品，详细询问了患者的身体状况，并嘱咐他们按时吃药，积极救治，希望他们树立信心、争取早日康复，亲切的慰问让患者感受到社会各界的温暖及关怀。五是针对特殊人群开展专项服务。在前期调研的基础上，对隆德县沙塘乡农民群众进行消化道早癌筛查、消化道胃镜检查，对检查确诊的患者免费提供药物治疗。六是进行健康科普宣传。在开展活动过程中，我们的工作人员积极宣传健康科普知识，发放健康宣传知识手册，义诊咨询时，专家讲解卫生保健知识、注意事项、日常饮食安全、合理用药等卫生常识，给出健康提醒和合理化建议。

三、精准扶贫典型活动

（一）精准医疗扶贫活动走进固原市原州区彭堡镇

2017年10月14日，由宁夏医院管理协会主办，宁夏医科大学总医院医院集团、宁夏医院管理协会医疗质量管理专业委员会承办，丽珠医药集团股份有限公司协办的"宁夏医院管理协会宁南山区医疗精准扶贫活动"在固原市原州区彭堡镇卫生院圆满完成。活动分两个专题同时进行：一个是由宁夏医科大学总医院医院集团的专家团队对该镇贫困农民进行健康体检、义诊、咨询；另一个是宁夏医科大学总医院的医院管理专家对固原地区的综合医院进行医院管理培训（图5-1）。

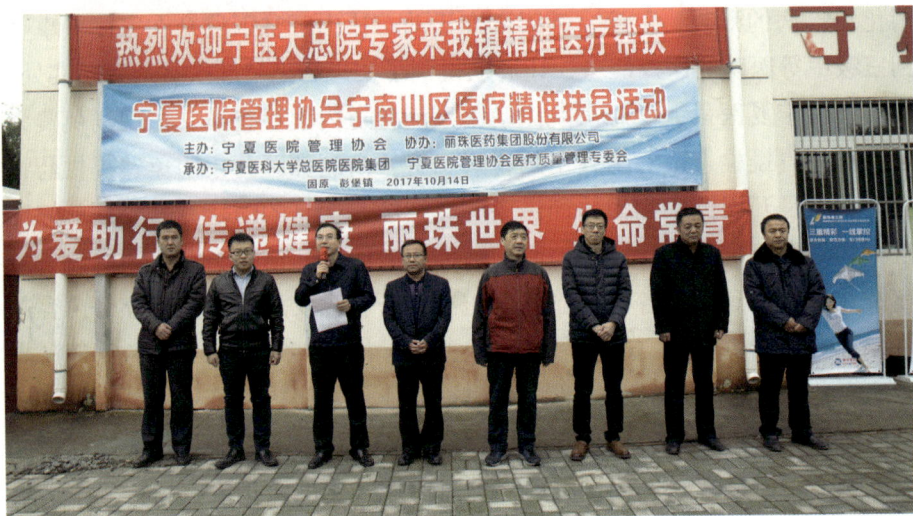

图 5-1　2017 年固原市原州区彭堡镇医疗精准扶贫活动

在彭堡镇卫生院活动现场，参加义诊及健康体检启动仪式的有宁夏医院管理协会会长崔学光，宁夏医院管理协会副会长兼秘书长江洪，宁夏医院管理协会副会长、宁夏医科大学总医院副院长迟名伟，固原市卫计局副局长高继飞，固原市原州区卫计局局长王海清、副局长黄会堂，彭堡镇领导，宁夏医科大学总医院医院集团专家团队及丽珠医药集团股份有限公司人员。启动仪式由江洪主持（图 5-2）。

义诊咨询活动包括对贫困人口进行健康体检（项目包括血常规、肝肾功能、血糖、血脂的检验；心电图、胸部 X 线片和腹部 B 超）、部分患者的胃镜检查，消化道疾病的筛查、义诊、健康咨询活动。活动过程中对筛查阳性并结合临床确诊的消化道溃疡患者免费提供药物治疗。义诊专家涵盖消化内科、儿科、妇科、骨科、中医科、呼吸内科等多个专业。整个活动共进行健康体检 60 人次，免费胃镜检查 10 人次，义诊 200 余人次，免费进行幽门螺杆菌快速筛查近 80 人次，发放丽珠维三联药品 460 盒，给彭堡镇卫生院赠送抗病毒颗粒 100 盒，发放健康宣教材料 200 余份，给当地农民送来了实实在在的医疗卫生服务，得到了广大农民群众的认可（图 5-3）。

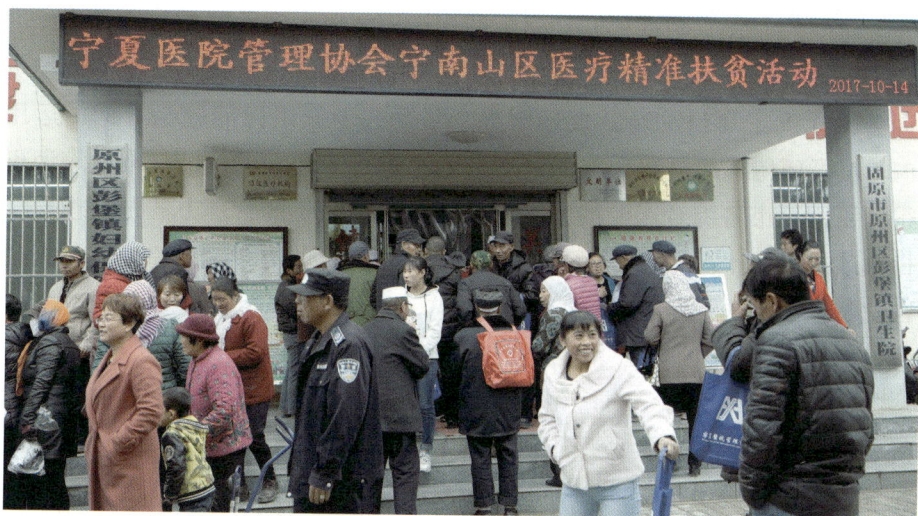

图 5-2　2017 年固原市原州区彭堡镇医疗精准扶贫义诊现场

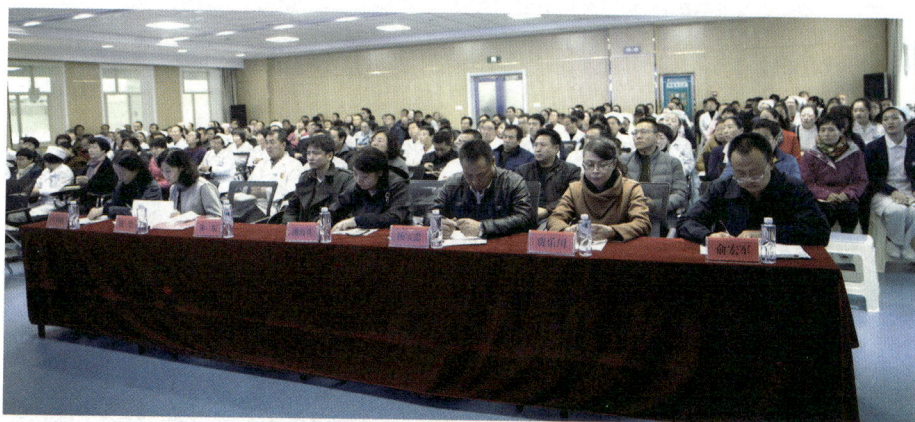

图 5-3　2017 年固原市原州区彭堡镇医疗精准扶贫培训现场

　　培训活动在固原市人民医院举办，宁夏医院管理协会副秘书长马竹兰主持，宁夏医科大学总医院医院集团党委副书记、纪委书记马丽，固原市人民医院党委书记郭旭东出席并讲话，宁夏医科大学总医院医院集团医院管理组专家出席了开幕仪式，固原地区各综合医院管理人员 200 余人参加了培训。9 名管理组专家分为医院行政管理、医疗质量管理、护理管理、药事管理、院感管理、后勤管理等 6 个专业组，以新的医院等级评审标准为依据，分组实地对医院各部门进行现场指导。一改过去培训理论对理论的空对空的方式，用理论联系实际的现场模拟、大家共同参与的方式，进行了现场指导，运用现代医院管理工具查找问题。这是别具一格的现场培训会，让大家耳目一新，大开眼界。最后，专家组以问题为导向，运用PDCA循环持续改进对存在的问题及隐患进行了详细的反馈。本次培训班得到了固原市各综合医院的大力支持，对综合医院的管理方法及管理质量持续改进具有十分重要的指导意义。宁夏医院管理协会给固原地区各综合医院赠送了《医院评审评价准备指南》。

（二）精准医疗扶贫活动走进固原市隆德县沙塘镇

2018年4月20—21日，由宁夏医院管理协会主办，宁夏医科大学总医院、宁夏医院管理协会医疗质量管理专业委员会、疾病与健康管理专业委员会承办，丽珠医药集团协办的"宁夏医院管理协会医疗精准扶贫系列活动"在固原市隆德县沙塘乡圆满完成（图5-4）。

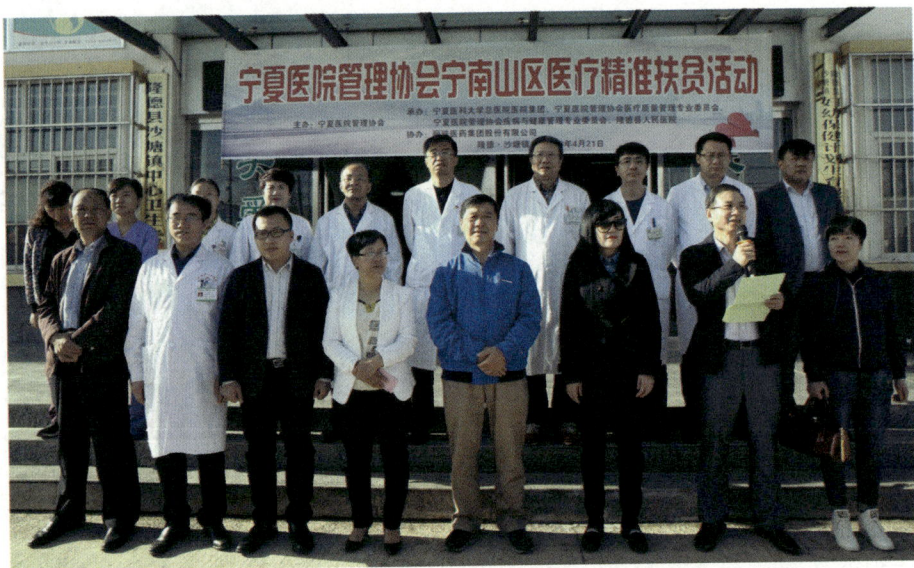

图5-4　固原市隆德县沙塘镇精准扶贫活动

一是有针对性地为隆德县沙塘乡农民群众进行消化道早癌筛查、消化道胃镜检查和大型义诊活动。本次宁夏医科大学总医院出动大型消化道内镜检查车和10多名资深专家，在现场为筛查出的胃病患者免费进行胃镜检查，对检查确诊的患者免费提供药物治疗。义诊专家包括呼吸内科、内分泌科、妇科、中医科、心内科、消化内科、儿科、骨科等八个专业，由丽珠医药集团免费提供药物治疗。本次义诊共进行胃镜检查 10 人次，接诊患者 200 余人次，免费发放价值近 3 万元的药品，免费发放健康教育宣传册 300 余份。二是对隆德县域医务人员进行为期一天的专业知识培训，培训内容包括医院管理、慢病管理项目和现场专科教学查房、疑难病例讨论等内容。隆德县人民医院、乡镇卫生院、妇幼部门的 200 余名医务人员参加了培训。宁夏医科大学总医院医务处钱莹、质控办主任朱东、呼吸内科主任医师郑西卫、内分泌主任医师张志卫、心内科副主任医师赵琳、消化内科主管医师何芳等分别就健康教育和健康管理、医疗质量控制、肺部感染的诊断治疗、糖尿病的诊断治疗及并发症的预防、各类高血压的防治、肝硬化及并发症的诊疗等内容进行了详细的集中讲解。呼吸内科主任医师郑西卫、妇科主任医师韩淑霞、中医科主任医师楚国庆、儿科主管医师杨亚龙、骨科主管医师马荣、呼吸内科主管护师白东利等分别到相关科室，实地进行了业务指导、疑难病例讨论及业务查房。基层医务人员均感觉受益匪浅，进一步完善了自身专业理论基础，提高了专业技术水平和医疗服务能力（图 5-5）。

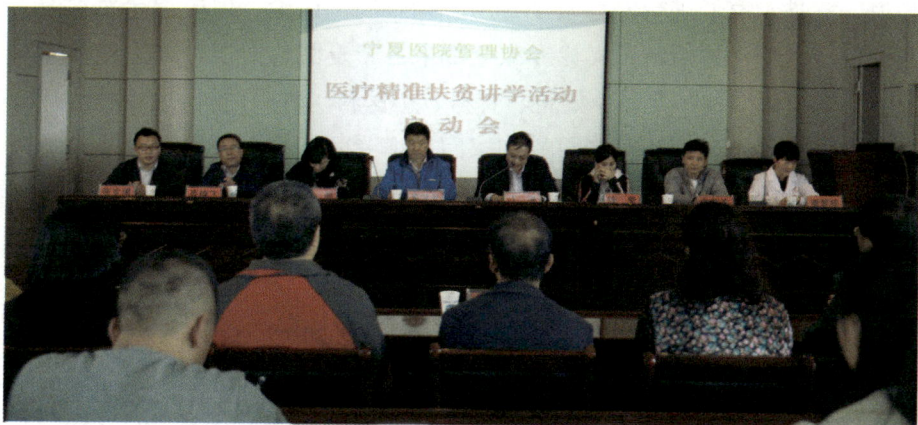

图 5-5 固原市隆德县沙塘镇精准扶贫活动培训现场

（三）准医疗扶贫活动走进吴忠市红寺堡区

2018 年 10 月 19 日，宁夏医院管理协会又一次组织宁夏医科大学总医院专家来到红寺堡区开展医疗精准扶贫活动。宁夏医院管理协会会长崔学

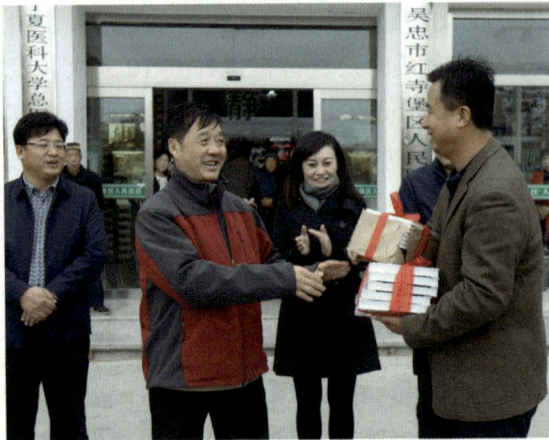

图 5-6　2018 年吴忠红寺堡区精准扶贫为
基层医疗机构赠送书籍

光，宁夏宁医科大总医院党委副书记马丽，宁夏医科大总医院副院长迟名伟，吴忠市卫计局局长马锐锋，红寺堡区人民政府副区长苏达志，红寺堡区卫计局局长高爱国、副局长杨万升，宁夏医科大学总医院医疗集团专家团队及丽珠医药集团股份有限公司城市经理张文博参加了开幕仪式（图 5-6）。

扶贫活动分四项内容：

一是有针对性地为红寺堡区各位父老乡亲进行消化道早癌筛查、消化道胃镜检查，对筛查出的幽门螺杆菌阳性患者免费提供药物治疗。二是对基层医务人员开展医院管理专题讲座培训，培训包括医院管理和慢病管理知识。三是专家们进行专科教学查房、疑难病例讨论、现场指导手术等。四是进行大型义诊活动，义诊专家全部来自宁夏医科大学总医院的资深专家，涵盖消化内科、儿科、妇科、骨科、中医科、呼吸内科、心血管内科、内分泌科等多个专业，让老百姓在家门口享受到三甲医院的医疗服务。红寺堡各乡镇卫生院、社区、同心、青铜峡、盐池等地医务人员 120 余人参加了专题培训，义诊咨询 50 余人次，胃镜检查 10 人，赠送药品和雾化吸入仪器价值 36 800 元。此次活动中，医疗工作者们用真诚热情的服务态度、专业精湛的医疗技术及扎实丰富的理论功底，切实解决了基层医务人员、人民群众各种医疗困惑和疑难问题，为患者讲解疾病预防知识，倡导健康的生活方式。让患者不出县就享受到了优质诊疗服务，让乡亲们享受到实实在在的健康服务，受到了当地群众的热烈欢迎（图 5-7）。

（四）精准医疗扶贫活动走进吴忠市盐池县惠安堡镇

2019 年 10 月 11 日，由宁夏医院管理协会党支部主办，宁夏医院管理协会疾病与健康专业委员会、宁安医院承办，丽珠医药集团股份有限公司支持的医疗下乡"送温暖、送服务"系列活动在盐池县惠安堡镇隆重举行。宁夏医院管理协会崔学光会长，盐池县惠安堡镇党委书记陈有强、副镇长丁长青，宁夏医院管理协会民营专委会秘书长崔耀武，丽

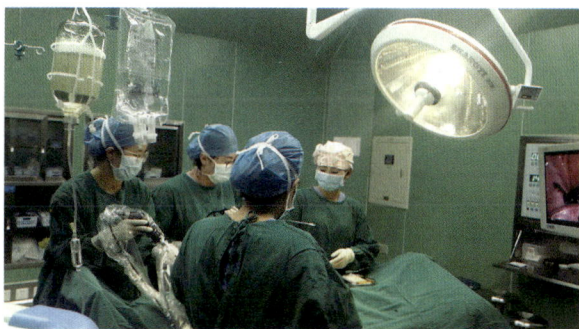

图 5-7　2018 年吴忠市红寺堡区精准扶贫专家指导手术

珠医药股份有限公司宁夏区城市经理窦艳，以及宁夏医科大学总医院消化内科主任医师黄李雅、呼吸内科副主任医师马刚，银川市第一人民医院心血管内科副主任医师马菊琴，宁夏宁安医院主任医师徐卫国、副主任医师王淑芳，宁夏人民医院中医科主任医师张俊智等 6 名专家和惠安堡镇的父老乡亲参加了启动仪式（图 5-8）。

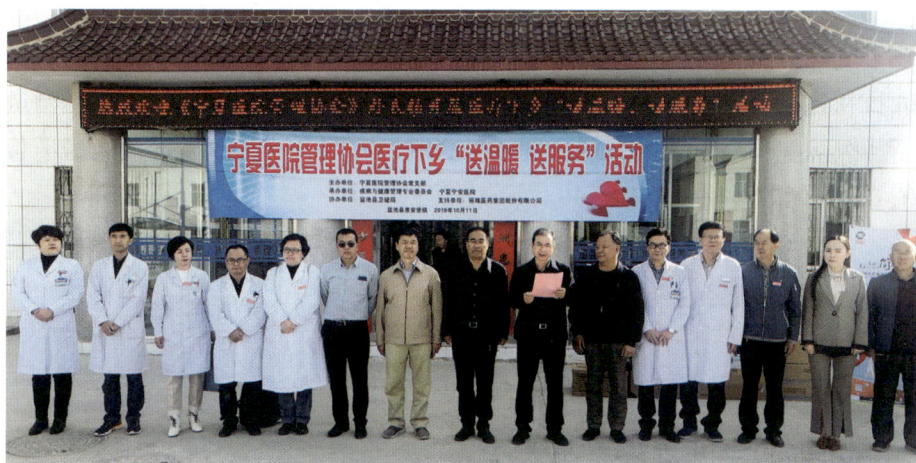

图 5-8　精准医疗扶贫活动走进吴忠市盐池县惠安堡镇

整个活动分五项内容：

一是开展义诊活动。6 名资深专家耐心细致地为当地老百姓进行义诊，针对当地患者中高血糖、高血压的老人进行了健康知识宣教，提出了治疗建议和合理饮食、体育锻炼、科学养生等预防保健建议。二是精神疾病的

63

诊断和护理。本次活动为满足社会各界健康需求者，特邀请心理精神方面的专家为老百姓开展咨询。专家们就心理疾病的危害、救治、护理等方面的知识为大家进行了详细讲解（图 5-9）。三是送温暖、送关怀。下午

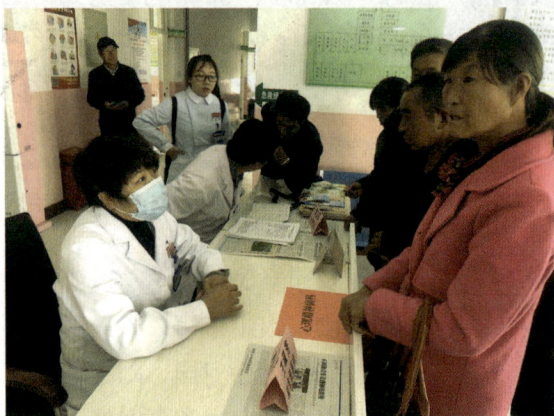

**图 5-9　吴忠市盐池县惠安堡镇精准医疗
扶贫活动义诊现场**

崔学光会长和江洪副会长带领党员前往老盐池村看望慰问了因病致贫的困难家庭。为他们带去了大米、面粉、油、奶等慰问品，详细询问了患者的身体状况，并嘱咐他们按时吃药，积极救治，希望他们树立信心、争取早日康复，亲切的慰问让患者感受到社会各界的温暖及关怀。四是开展慢病知识讲座，来自宁夏医科大学总医院的专家黄李雅、马刚为盐池县惠安堡卫生院的医护人员和各村的村医进行了慢病知识讲座。五是协会向惠安堡镇卫生院赠送了《医院院长手册》等书籍；丽珠医药股份有限公司为惠安堡镇赠送了价值 2.5 万元的医疗设备和药品。

第二节　践行社会使命　公益传递健康

一、相约健康，走进社区

2018 年 5 月 30 日，是党的十九大以来的首个"全国科技工作者日"，为进一步激发我区卫生科技工作者创新争先的热情，营造尊重劳动、尊重知识、尊重人才、尊重创造的良好氛围，宁夏医院管理协会于 5 月 24 日在银川市兴庆区丽景湖公园举办了"宁夏医院管理协会 2018 年'科技周'——相约健康，走进社区大型义诊活动"。活动由宁夏医院管理协会

主办，自治区中医医院暨中医研究院协办。宁夏医院管理协会会长崔学光，自治区科协副主席陈国顺，自治区民政厅社会组织综合党委副书记尤建清，宁夏医院管理协会副会长、自治区中医医院院长王龙成，自治区中医院副院长孙向平参加了活动（图5-10）。

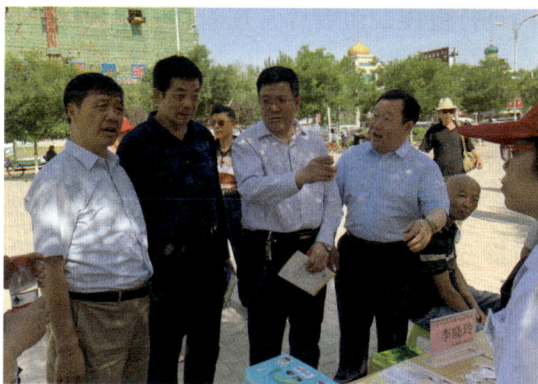

图5-10　2018年全国科技工作者日，科协，民政厅、协会领导与科技工作者亲切交谈

崔学光会长致辞，并对广大科技工作者致以节日的问候和祝福。活动共进行三项内容：一是组织宁夏中医医院暨中医研究院专家义诊，测血压、血糖等，进行健康保健知识宣教。二是举办中医养生"八段锦"保健操，宣传普及中医药养生保健知识，推广科学有效的中医药养生、保健服务，帮助群众掌握一些简便易行的中医药保健方法。三是发放中医养生保健书籍和资料，传播中医药文化。义诊的11名专家都是自治区中医医院的资深专家，涵盖心肺科、肝胆脾胃科、神经内科、内分泌科、肾病科、中医妇科、儿科、针灸科、骨伤科等多个专业，让社区居民在家门口享受到了三级甲等医院的医疗服务（图5-11）。

参加义诊活动的领导和专家团队通过悬挂横幅、发放宣传手册和口头讲解等方式向来往的社区居民宣传中医养生保健常识，为广大居民提供义诊、健康咨询、测血压、免费测血糖等卫生服务，并指导广大社区居民学习中医养生"八段锦"保健操，专家们尽职尽责，对居

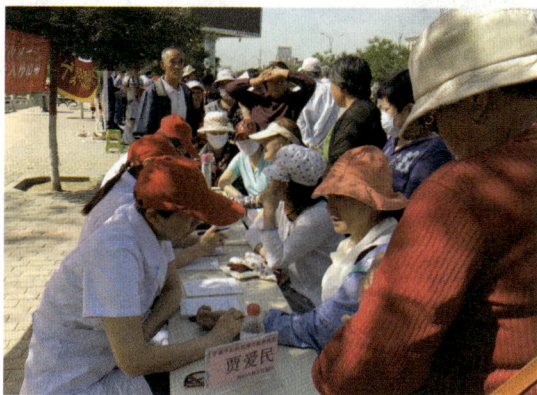

图5-11　2018年走进社区大型义诊活动现场

民进行血压、血糖等常规检查，并根据社区居民的不同情况及需求，耐心介绍防病和养生知识，提出合理的生活指导，做到"未病先防，既病防变"。

出席义诊活动的领导对义诊的科技工作者表示节日的问候，并对大家顶着烈日来为社区居民送健康表示感谢！

本次义诊共计发放宣传册和中医养生保健书籍 300 余本，免费测血压、血糖 300 余人次，义诊 300 余人次。活动当天，晴空万里，阳光高照，气温达 30℃，来义诊的医务人员们在高温下，脸颊带着汗水为广大人民群众提供热心的医疗服务，受到居民的一致好评，宁夏电视台、中新网、新消息报、宁夏健康网均进行了报道。

2019 年 6 月 1 日，为了庆祝第三个"全国科技工作者日"，由自治区科协主导、宁夏医院管理协会主办，自治区中医院、宁夏第三人民医院共同承办的宁夏医院管理协会"科技周"——走进社区大型义诊活动在银川市西夏区万达广场隆重启动（图 5-12）。

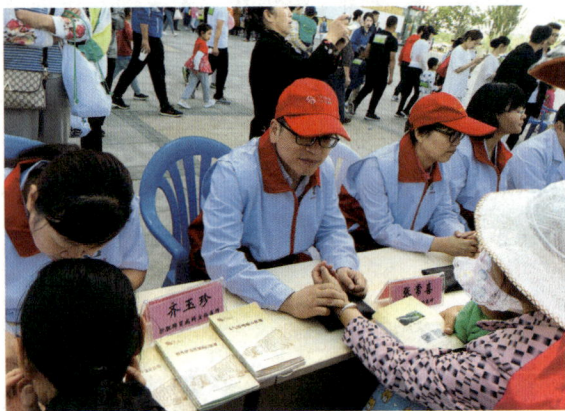

图 5-12 2019 年走进社区大型义诊活动现场

本次义诊活动的主题是"普及健康保健知识，助力健康宁夏建设"，目的是帮助社区居民树立健康理念，提高健康素养，培养健康生活方式，提高居民生活质量；同时提高医疗行业广大科技工作者工作责任心、社会使命感，弘扬新时代卫生职业精神。

参加义诊的专家都是自治区中医医院、宁夏第三人民医院的资深专家，还有西夏区社区卫生服务机构，涵盖心肺科、肝胆脾胃科、神经内科、内分泌科、肾病科、中医妇科、针灸科、骨伤科等多个专业，让广大居民就近享受到了三级甲等医院的医疗服务。

二、承担社会责任，提升全民健康素养

在自治区科协的正确指导和大力支持下，宁夏医院协会按照"树导向、建机制、强队伍、搭平台、创品牌、促融合"的科普工作思路，围绕学会会员、行业领域、政府部门、公众关切的科普需求，突出协会特色，发挥组织优势，集成行业资源，在协会上下营造了重视科普的浓厚氛围，打造了专业的科普队伍，拓宽了宣传科普渠道，搭建了科普平台，提升了行业内人员素质，激发了科技工作者参与科技志愿服务的积极性。近年来，协会广泛开展群众性示范科普活动，组织多位医疗科技专家深入全区各市县，走进乡镇、农村、企业开展医疗科技志愿服务行动和群众性健康科普活动 40 余场次，直接受益群众近 3 万人，培训基层医护人员 1000 余人次，提高了公民健康素养水平，群众看病就医的获得感、满意度得到不断提升（图 5-13）。

针对我区出现输入性新冠疫情，协会积极与宁夏科技传播中心沟通联系，借助自治区科协权威平台，组织医疗科技专家围绕新冠疫情开展 3 场权威应急科普宣传活动，及时科学发声，向公众提供有关新冠疫情的权威科普知识，解读疫情防控措施，如何科学应对疫情等知识。

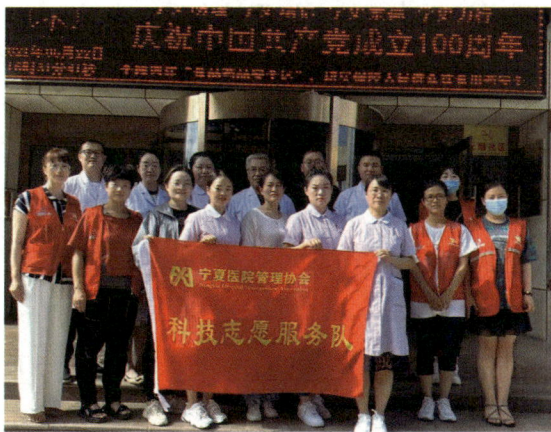

图 5-13　宁夏医院协会科技志愿服务活动走进社区

协会加强科普信息化建设，建立了微信公众号及视频号，开展多层次、多维度宣传科技志愿服务活动和健康科普知识。持续推广科普中国、科创中国，在平台上广泛宣传协会科普活动和宣传健康科学知识。入驻抖音、美篇、西瓜视频、今日头条等公众号平台向公众宣传健康科普知识；开通协会视频号，利用自媒体传播权威科普知识，观众点击量达 13 万人次之多。在"科普中国""科创中国"上传活动报道和科普文章 30 余篇，其中 2

篇活动报道被"科普中国"评为精选文章（图 5-14）。

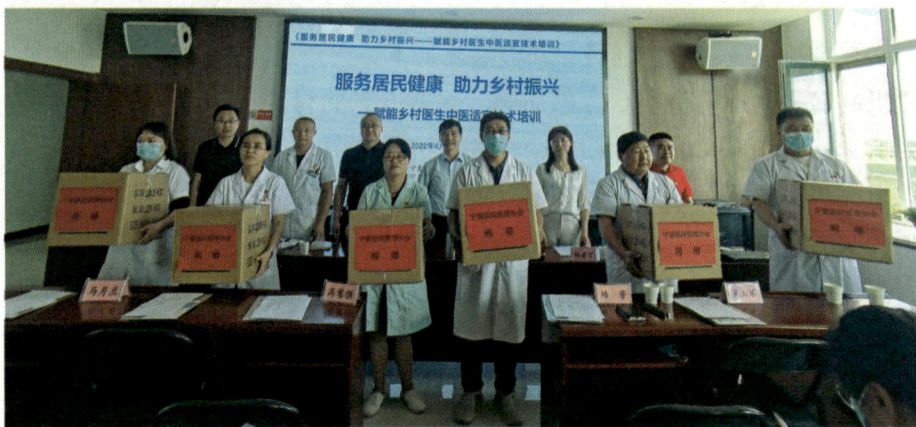

图 5-14　宁夏医院协会科普能力提升活动给基层医疗机构赠送医疗器械

公益事业活动永远在路上，协会将充分发挥专业优势，创新工作方法，以公益活动为载体，汇聚社会爱心力量，针对当地的疾病特点，持续不断地服务社会，助力健康扶贫。我们也及时地总结和归纳经验，结合实际情况，不断摸索巩固活动成果的长效机制，为我区贫困地区的健康促进做出了有益的探索。

風雨历程

第六章

发挥协会优势　助力乡村振兴

　　2020年我国脱贫攻坚战取得全面胜利,历史性地解决了绝对贫困问题,全民步入了小康社会的新时代。为了认真贯彻落实习近平总书记关于动员社会力量参与乡村振兴的重要指示精神,民政部、国家乡村振兴局印发《关于动员引导社会组织参与乡村振兴工作的通知》和《关于社会组织助力乡村振兴专项行动方案》,中国科协、国家乡村振兴局印发《关于实施"科技助力乡村振兴行动"的意见》。2021年,自治区党委和人民政府在《关于实现巩固拓展脱贫攻坚成果同乡村振兴有效衔接的实施意见》中也明确指出:"鼓励社会团体、基金会、民办非企业单位等社会组织、农村社会工作者和志愿服务者积极参与"。为此,宁夏回族自治区民政厅发出社会组织助力乡村振兴倡议书。倡议广大社会组织积极帮助做好巩固拓展脱贫攻坚成果与乡村振兴有效衔接,让更多的人了解乡村、关注乡村、共建乡村,为实现乡村振兴贡献出自己的力量。

　　宁夏医院管理协会积极响应号召,坚持科技赋能,深化扶智扶志,充分发挥协会组织、人才、资源优势,积极参与乡村振兴工作,利用好医疗科技"金钥匙",打开"幸福农村"的健康大门,让科学技术更好地造福农民,造福乡村。

一、主要做法

（一）立足协会特点和优势,为乡村振兴提供医疗科技支撑

　　协会积极响应上级号召,立足自身行业特点,发挥行业优势,以实际行动积极投身到助力乡村振兴伟大事业之中。

　　1. 确立协会助力乡村振兴工作总体思路　为了做好投入乡村振兴工作

中，协会召开会议研究确定助力乡村振兴工作的总体思路，即"以提升乡镇村医疗人才振兴为切入点，以农民健康素养提升为落脚点，坚持医疗科技赋能、深化智志双扶，团结动员广大医疗科技工作者大力开展'医疗科技专家助力乡村振兴行动'，切实为提升全区乡村卫生健康人才服务能力，全力为群众健康'保驾护航'，为乡村全面振兴提供坚实的健康保障。"

2. 成立了健康科普专家服务团队 为了扎实开展助力乡村振兴活动，协会成立了健康科普专家委员会，组建了全区 120 名中高级职称的医疗卫生科普专家库，为更好地开展医疗科技助力乡村振兴工作提供了坚强的人才保障。同时协会积极向会员单位发出号召，动员医护人员积极参与协会组织的乡村振兴工作。

3. 大力实施"五大助力服务行动" 协会紧紧围绕"服务居民健康素质提升、服务基层医疗人才培养"为中心，大力开展健康科学普及助力服务行动、居民健康义诊咨询助力服务行动、基层医疗卫生人才培养助力服务行动、中医适宜技术基层推广助力服务行动、提升居民健康素养助力服务行动等五大行动。先后组织近 80 多名医疗科技专家深入全区 8 个重点县区（西吉县、彭阳县、原州区、永宁县、西夏区、盐池县、金凤区、平罗县）的乡镇、社区、企业、开展 8 场次活动，受益群众达 1500 余人次，为基层医疗机构赠送价值 25 000 元的口罩、药品和设备，发放 2000 余份健康宣传手册，义诊咨询 300 人次，为巩固健康脱贫成果、助力乡村振兴、改善当地基层医疗条件作出了应有的贡献，受到当地群众和基层医疗机构的认可和欢迎。

（二）以人为本，开展人才培养服务，助推乡村医疗人才振兴

乡村振兴，关键在人。乡村医生队伍是保卫基层群众身心健康的健康守门人，在基层医疗、预防、保健和突发公共卫生事件处理中发挥着重要作用。建设一支政策水平较高、业务素质强的基层医疗队伍，是促进医疗事业发展的迫切需要，也是医疗事业可持续发展的客观需要。协会积极搭建学习平台，开展多种形式的培训交流，以促进我区基层医疗机构医疗工作向科学化、标准化、专业化方向发展，为提升乡村医护人员医技水平作贡献。先后为基层医疗机构培训医护人员 250 人次。

1. 汇聚协会之能，服务乡村所需 积极为乡村产业振兴提供健康支持，探索形成行业协会助力乡村振兴发展的新举措，探索社会组织助力宁夏高质量发展的新路径。结合当地常见病、多发病等实际情况，联系基层医疗服务的实际，联系基层医务人员的工作实际和岗位特点，有针对性组织区内专家，将专家和"专科"下沉到基层，重点围绕基层常见的高血压、糖尿病等慢病、危重症的识别处置与安全转诊、常见病诊疗技术操作规范、慢性非传染性疾病的规范化管理、重点人群管理、健康教育指导等内容开展培训，不断提高基层医务人员的业务能力和业务水平。

2. 突出"实"字备课件，凸显培训靶向性　针对基层医疗卫生机构人员操作水平不高、业务能力不强的问题，科学、合理设置培训内容、制订"菜单式"培训清单，将重大疫情防控、基本医疗服务、公共卫生服务、应急救治管理、健康帮扶政策等项目纳入培训计划，统筹考虑培训的全面性、实用性，各授课专家提前精心备课，确保培训有实效。

3. 注重"练"字促提升　在开展医疗技能培训后，采取专家现场演示、手把手辅导、现场临床操作培训等形式，真正实现医务人员能力提升、项目落实、群众实惠目标，持续推动基层医务人员在学中能力提高、练中积累经验。

（三）形式多样，提高广大居民群众健康素养水平

健康是一切的根本，也是广大群众最为关心的问题，将科学的健康知识、理念送到群众身边，并对其行为产生有效影响，是提高广大居民健康素养的关键。协会始终把对群众开展健康科学知识普及行动作为协会工作的重要内容，通过扎实有效的举措，形式多样的宣传，教育引导老百姓树立健康意识，了解健康知识，进一步提高广大居民群众健康素养水平。

1. 开展健康科普大讲堂活动　协会利用乡镇的新时代文明实践中心、敬（养）老院开展科普宣讲活动。为广大居民宣传常见疾病的预防、治疗、用药等知识，积极推送健康科学知识。通过开展医疗科技专家与群众面对面互动式科普，有针对性地宣教，更容易得到居民信赖，同时了解群众实际需求，增强健康科普工作的实效性。

2. 精心编写健康科普宣传资料　为了达到宣传效果，协会组织专家精心编写涉及基层健康8个方面的宣传资料，主要内容涉及健康知识、良好习惯、心理健康、运动健身，常见疾病预防、"三减三健"等。利用全国

71

科普日、"三下乡"、重大节日等时机，组织科技志愿者进乡镇、进社区、进农村、进工厂，向广大居民发放健康科普资料并进行宣传宣讲。

3. 利用义诊咨询活动宣传宣讲　医疗专家现场开展义诊健康咨询宣传等服务，通过开展与群众零距离、高水平的诊疗服务和健康咨询，有效提高了人民群众的健康意识和自我保健能力。针对乡村行动不便的患者、老人等情况进行上门一对一、面对面的医疗咨询服务，并耐心细致地向患者及家属讲解用药方法，切实为老百姓解决实际的健康问题。

4. 利用媒体平台，积极宣传健康科普知识　通过与当地媒体联系，宣传报道活动内容，让更多的群众参与其中；积极在"科普中国""科创中国"、抖音等平台提供了大量科学、权威、准确的健康科普内容和相关资讯；尤其在新冠疫情期间，我们利用宁夏科技传播中心平台上进行防疫健康知识的宣传，同时在协会微信公众号、视频号、网站等宣传健康科学知识，为医疗科技助力乡村振兴营造浓厚的社会氛围。

（四）助力乡村振兴活动情况

1. 永宁县闽宁镇卫生院开展"服务居民健康，助力乡村振兴"活动（图 6-1）

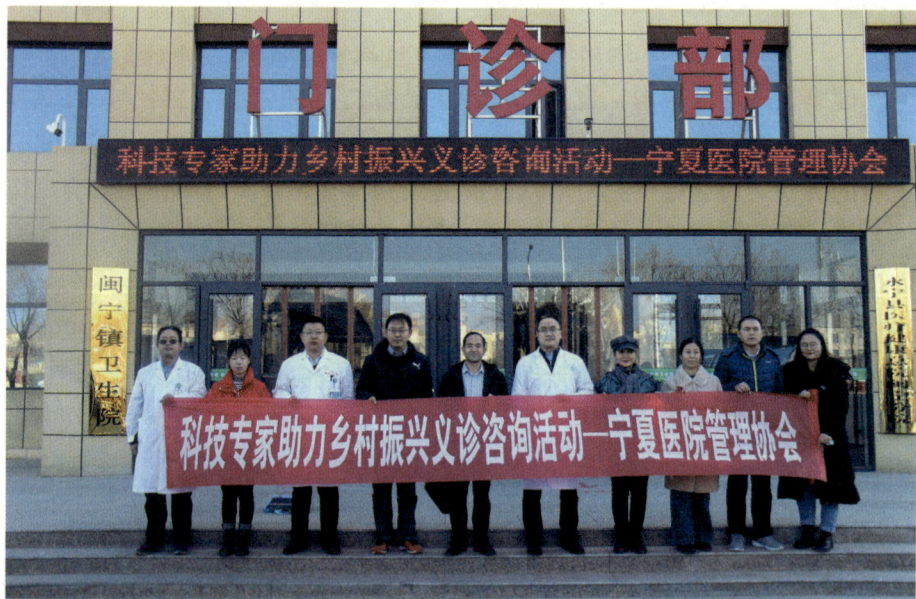

图 6-1　2021 年闽宁镇开展助力乡村振兴活动

2021年9月17日的活动分两项内容：一是开展赋能乡村医生中医适宜技术培训班，协会邀请了宁夏医科大学中医学院副教授高玉洁，宁夏中西医结合医院针灸推拿科专家高慧强、护师代丽分别对闽宁镇卫生院及辖区7个村卫生室共60名医护人员进行中医适宜技术培训。重点对《耳尖放血配合揿针防治高血压》《四缝放血配合揿针治疗小儿久咳、厌食》《筋膜角度理解脾胃后天之本》《火龙罐在临床中的应用》等内容，进行了理论授课和现场实操带教。二是向闽宁镇卫生院及7家村卫生室捐赠医疗设备理疗灯、针灸针、拔罐等仪器。同年12月9日，主要是开展大型义诊活动。协会特邀专家自治区中医医院暨中医研究院针灸科主任冶尕西，自治区中西医结合医院针灸推拿科主任胡海平、医师高慧强、中医师苏月娴，对闽宁镇辖区村民进行义诊咨询活动，同时对闽宁镇所辖医务人员中医适宜技术应用进行现场指导。为前来就诊的患者答疑解惑，现场气氛热烈，前来寻医问诊的人们络绎不绝，医护人员耐心为每一位就诊咨询者测量血压、针对患者的病情进行细致入微的检查，讲解病情，用专业的中医适宜技术专业技术和温暖服务为百姓健康保驾护航，宣传健康知识，提供健康指导，同时为卫生院捐赠了抗病毒颗粒等常用药品。

两次活动共培训医务人员80余人次，惠及百姓40余名，赠送近5000元的药品及医疗器械，发放200余份宣传册，一方面在基层医疗机构推广中医适宜技术，提高基层医务工作者中医适宜技术应用水平；另一方面让乡镇百姓的健康问题早发现、早预防、早诊断、早治疗，从源头上做到以防病为主，小毛病不出村，大问题及时治，让每一位前来就诊的村民享受到了"家门口"优质的医疗服务。

2.西夏区镇北堡镇开展"服务居民健康，助力乡村振兴"活动

2022年2月28日，宁夏医院管理协会邀请宁夏医科大学、宁夏医科大学总医院、自治区人民医院、自治区第四人民医院的医疗专家服务团一行15人一大早驱车来到镇北堡镇中心广场，充分利用当地居民在广场晨练的时机，热情为前来问诊咨询的群众开展医疗服务。随后，专家们到镇中心卫生院，针对基层医疗机构医护人员开展了春季呼吸道疾病预防和规范化诊疗科普讲座。来自镇北堡镇卫生院及辖区各村卫生室、周边乡镇60名医护人员参加了培训活动。本次活动的开展，既提高了广大群众健康生

活和防病意识，又提升了基层医护人员的健康科普能力，也为行动不便的当地居民提供了及时有效的医疗服务（图 6-2）。

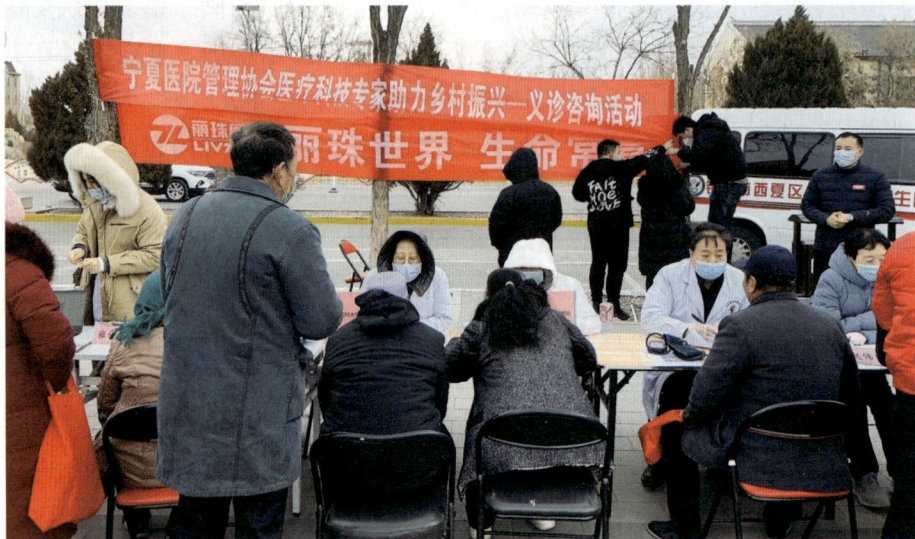

图 6-2　宁夏医院管理协会助力乡村振兴走进镇北堡中心广场开展义诊

　　同年 6 月 28 日，协会组织自治区医疗科技志愿工作者来到镇北堡镇卫生院，开展赋能乡村医生中医适宜技术培训。一是协会向镇北堡镇卫生院及辖区各村卫生室捐赠了一批医疗设备。二是来自镇北堡镇卫生院及辖区各村卫生室、周边乡镇 56 名医护人员进行了中医适宜技术培训，来自宁夏中西医结合医院针灸推拿科的胡海平主任、杨芳副主任护师、高慧强医师就筋膜的功能，肝脏受限的相关问题，肝脏的治疗手法，火龙罐的结构、功效、疗法、操作、注意事项，耳鸣的病理机制、结构，针灸目标等内容为医护人员进行了详细讲解。理论培训后，专家们进行了实操演示、现场带教。参训的学员纷纷表示，此次培训不但拓宽了中医学术眼界，而且提升了中医药理论水平，受益匪浅。今后，将更加坚定在基层开展中医适宜技术推广的决心，更好地发挥中医药在群众防病治病和健康保健中的重要作用，满足当地群众日益增长的中医药服务需求。

二、取得的成效

在宁夏科协、民政厅的指导和项目支持下，我们在助力乡村振兴活动中得到基层科协、基层卫生院、当地媒体的大力支持，受到老百姓的欢迎和好评，让广大群众感受到健康带来的温暖和幸福。对协会来说，既履行了社会责任，又增强了公信力和良好声誉。

（一）进一步提升基层医疗机构服务水平

组织自治区专家和"专科"双下沉模式，对基层医护人员采取了理论培训、现场演示、手把手辅导、现场临床操作培训等形式，达到医疗科技扶智扶贫，赋能村医，让他们掌握一些实用的技术，进一步提升乡村医生对常见病多发病的诊治能力，不断提高基层公共卫生人员服务能力和技术水平，筑牢当地群众"因病致贫、因病返贫"第一道"防线"，为促进当地经济社会健康发展贡献卫生科技力量。

（二）进一步发挥中医药科技服务的作用

通过开展中医适宜技术培训，乡村医生进一步掌握及灵活应用中医适宜技术治疗常见病、多发病和慢性病，简单、简便、有效果又便宜，从而发挥了中医适宜技术等非药物疗法在诊疗、康复中的特殊作用，为老百姓提供可及、有效的技术服务。同时针对在当前基层医疗机构严禁严控输液及抗生素的大环境下，开展中医适宜技术培训，让村医学会临床应用中医适宜技术，留住患者，提高乡村医生诊疗收入。

（三）进一步提高广大居民的健康素养水平

依托协会健康科普专家库，通过开展线上线下相结合的健康宣教活动。线下主要开展科普大讲堂，健康专家走进企业、社区、农村，面向市民群众宣讲健康科普知识，努力提升居民健康素养水平。线上主要通过利用中国科协、自治区科协的媒体平台和协会微信公众号、视频号等多种新媒体平台，以更加鲜活生动的载体、更富吸引力和感染力的形式，广泛宣传健康科普知识，真正让卫生健康新理论、新思想、新理念"飞入寻常百姓家"，全力满足群众的日常卫生健康科普知识需求，不断为群众健康"保驾护航"。

（四）提高当地群众健康幸福获得感

一是通过提高基层医疗机构医护人员的服务水平，进一步优化医疗资源配置、创新健康服务模式、改善群众就医体验，维护好、保障好、发展好广大群众的健康权益，扎实推进健康宁夏建设提质增效。二是组织自治区专家深入基层一线，为基层老百姓进行义诊咨询服务，让广大群众不出家门就能享受自治区三甲医院专家的医疗服务，真正达到让优质医疗资源惠及更多群众的目的。

乡村振兴战略是高质量发展的"压舱石"。党的二十大报告提出，要全面推进乡村振兴，坚持农业农村优先发展，加快建设农业强国。实现乡村振兴，需要各方共同参与。社会组织参与乡村振兴是党的号召，是时代的呼唤，也是自身发展的机遇。我们将立足自身的特点和优势，发挥出自己独特作用，量力而行、尽力而为，积极作为、有所作为，将科技助力乡村振兴工作不断引向深入，在建设现代化美丽新宁夏中贡献宁夏医院管理协会的力量。

风雨历程

第七章

深化对外交流　助力稳步发展

　　根据章程规定，宁夏医院管理协会具有对外交流合作的职能和义务。20 年来，协会采取"走出去、请进来"的方式，多次组织医疗机构管理人员和医务工作者出访学习，并邀请国际和中国香港地区、中国台湾地区专家来宁夏讲学交流，为提高我区医院管理者开拓视野、更新观念，提高科学管理水平搭建了平台。

第一节　走出去，开拓视野

一、首批医疗卫生系统高级管理人员培训团

　　2002 年 10 月，协会受自治区原卫生厅的委托，参加由中国国际人才交流协会组织的"医疗卫生系统高级管理人员培训团"赴新加坡、中国香港地区进行为期 21 天的培训学习。共有 13 名院长参加了培训，大家受益匪浅。培训结束后，撰写了《关于赴新加坡和中国香港学习考察的报告》上报自治区外事办和自治区原卫生厅，并在全区医院院长会议上进行了交流汇报。

二、赴英及港澳医院管理和医政管理专题培训

　　2011 年经国家外专局批准，协会组织了 12 名医院和卫生行政管理者赴英国剑桥管理培训中心进行了为期 21 天的医院管理和医政管理专题培训。通过培训交流，大家开阔了眼界，深入了解了英国及欧洲的医疗保健

体制和医院科学管理的先进经验，受益匪浅。同年 4 月组织了全区 37 个单位 53 名卫生行政部门和医院的领导参加了在中国香港、澳门地区举办的中国医疗用品及采购交易会。

三、台湾医疗及临床用血情况考察学习

2012 年 6 月 11—20 日，由协会牵头组织全区部分采供血机构、医疗机构相关单位负责人一行 10 人，由原宁夏回族自治区卫生厅医政处江洪处长带队考察台湾医疗及临床用血情况。考察期间了解了中国台湾地区的医疗概况，参观了台中市拥有 1400 多张床位、2000 余名员工的大型民营综合医院"儿童综合医院"，医院拥有一流的硬件及软件设备，楼顶设有旋转餐厅、直升机停机坪。医院大楼整体环境采光良好，着重自然光线的进入，善用弧形和圆形结构，给人以柔和、优雅、温馨和快乐的感觉，并借助宽敞的空间，缓解患者进入医院的紧张感和压迫感。楼内设有书店、咖啡区、饮食区、社区亲子健康休闲公园及空中花园，给患者及家属提供很好的休息及服务设施。

交流考察时间虽然不长，但代表团全体成员均感到有很大的收获，台湾医院很多的管理经验和规范化的诊疗程序、保障医疗质量和医疗安全制度，使大家感到差距的存在，最大的感悟是，在医院的硬件和软件措施都已解决后，在人文关怀和人性化服务、强调以患者为中心的人文文化建设方面还有很多事情要做！

参观结束后，宁夏、台湾两地同仁均表达了进一步合作交流的愿望，并希望通过两岸的交流、互动与合作，来促进两岸医院管理水平的提高，从而使医疗卫生行业为保护人民群众的健康发挥更大的作用。

四、香港医院管理培训

2014 年 3 月应香港护士训练暨教育基金会的邀请，宁夏医院管理协会牵头组织了 13 名院长到香港参加了一周的医院管理培训。期间听取了香港医院的 10 多位资深专家围绕香港医院科学管理和卫生保健体制的专题讲座，参观考察了伊丽莎白医院、那打素医院以及香港养老院等医疗机构，并根据自治区政协王和山副主席"学习引进香港先进护理模式"的指示精

神，与香港护士训练暨教育基金会专家达成意向：选派香港护理专家来宁夏开展"香港先进的护理模式"讲学指导，本期学习交流收获颇丰。

五、现代医院高级管理培训班

2017 年 4 月 17—21 日，应新加坡国际管理学院邀请，经自治区外事办批准，组织宁夏儿童医院、自治区第三人民医院、自治区宁安医院及自治区体检康复保健中心的管理人员共 5 人，赴新加坡国际管理学院参加了 289 届现代医院高级管理培训班。整个培训活动共计 5 天、行程紧凑，针对性强、内容丰富、接触面广、收获颇丰。学习既有主题教学，也有现场教学。期间，两天在新加坡国际管理学院集中学习，听取了《新加坡医改与医院精细化管理》《医院流程改进讨论》《医院质量管理》《"心件"工程——医院优质服务》主题教学以及新加坡国家管理治理的经验介绍；参观了新加坡邱德拔医院和陈笃生医院，听取了医院负责人的介绍。培训紧紧围绕学习新加坡卫生改革实践和医院管理先进理念及做法，提高医疗护理水平的主题，边学习、边参观、边思考、边讨论，开阔了眼界思路，更新了知识理念、提升了境界能力、增进了交流友谊，取得了预期效果。期间，崔学光会长与新加坡国际管理学院陈丽颖院长签订了 5 年培训交流战略协议。协议内容主要包括：新加坡国际管理学院派专家来宁夏讲学交流，宁夏医院管理协会每年选派优秀医院管理人员到新加坡国际管理学院进行培训。开辟了宁夏医院管理人员出国深造的新途径，开辟了"走出去、请进来"培养医院管理人才的新途径（图 7-1）。

2018 年 6 月 25—29 日，按照与新加坡国际管理学院签订的协议，宁夏医院管理协会组织会员单位医院管理者 5 人再赴新加坡参加新加坡国际管理

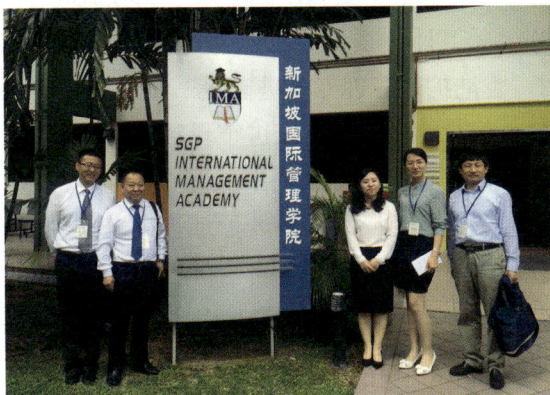

图 7-1　2018 年组织会员单位医院管理者 5 人参加新加坡国际管理学院 317 期现代医院高级管理培训班

学院 317 期现代医院高级管理培训班。期间听取了新加坡国际管理学院资深教授讲授有关医院管理的课程；参观了新加坡邱德拔医院和陈笃生医院。经过五天的培训、交流和考察学习，大家都感到收获颇丰，开阔了视野，拓宽了思路，对新加坡的医疗服务体制和医院管理有了一定的了解，对该国的卫生整体水平、国民基本医疗保障以及政府的宏观调控管理、医院经营服务理念、充满人性化的医院建设、医院管理、人文服务方面的先进经验都留下了深刻的印象。尽管我国与新加坡在制度、体制、国情等方面有着很大的差异，在医疗服务理念与实践上也有着本质区别，但在对患者服务、医院管理、文化建设等方面的目标是一致的。在今后的工作中，医院中层干部要立足岗位，与时俱进，学习国家相关法律法规，从医院的实际情况出发，做到学习工作化、工作学习化，把学习成果转化为方法和手段，努力提高管理水平，不断推动医院发展。

第二节　请进来，促进提升

一、香港护理管理专家进宁夏活动

为不断提高我区医院医疗护理水平和服务质量，加强与香港的学术交流与合作，根据王和山副主席"学习引进香港先进护理模式"的指示精神，受宁夏卫计委委托，协会邀请香港护理专家于 2014 年 9 月 1—5 日开展了"香港护理管理专家进宁夏"活动。活动有以下特点：一是领导高度重视，本次香港护理管理专家进宁夏活动得到政府的高度重视，从项目开始就得到王和山副主席的关心，给予多次指示，并出席了 2014 年 9 月 1 日在宁夏人民会堂举行的"香港护理管理专家进宁夏活动"启动仪式，同时会见了香港护理管理专家。自治区人大常委会副主任吴玉才、政协副主席张学武、自治区外事办、自治区外专局局长、自治区卫生计生委领导参加了启动仪式。全区各级医院的近 500 名医院管理、护理管理人员参加了大会。二是活动主题鲜明，符合当前医疗卫生事业发展的形势和需要，通过合作交流，宁夏的医护人员了解了香港的医疗卫生事业发展及香港医疗护理工作情况，找出差距，寻求改进，促进发展，更好地为宁夏人民健康服务。活动为期一周，其间在宁夏人民会堂举行了医院管理大型报告会，在宁夏医科大学、宁夏回族自治区人民医院、中卫市和石嘴山市举办了医院护理管理高峰论坛、护理教育与护士素质教育高峰论坛、基层医院护理管理学术交流。专家深入医院临床科室现场交流指导、相关专业人员进行座谈交流。内容丰富多彩，在全区医疗卫生界引起很大反响。三是组织严谨，秩序井然有序。活动一开始就制订了切实可行的实施方案、详细的课程安排、接待手册，成立了筹备领导小组，筹备小组下设秘书组、会务组、后勤组，各组分工负责，各负其责，互相支持，全力以赴，顺利完成了各项任务。四是活动受益人数多，效果好。活动共举行了 8 场专题报告会，16 个课题，总计有 3800 余人次聆听了报告会。对更新我区各级医院的医护人员的服务理念及开拓视野起到了积极的促进作用，达到了预期的目的。

二、宁夏临床检验质量控制工作会议暨检验医学新进展研讨会

2014 年 7 月 16—18 日在宁夏吴忠市举办了"2014 年宁夏临床检验质量控制工作会议暨检验医学新进展研讨会"。研讨会邀请了美国丰塔拉国际医学中心病理学家朴哲教授莅临授课，讲解了《非侵入性的产前胎儿三染色体细胞检测》；针对中美两国在临床病理医师、技师培养、工作流程等方面的问题与我院病理中心工作人员进行了交流。相关领域国内知名专家郭朝军、郝晓柯、刘贵建教授等 15 人亲临授课，内容涉及分子病理、肿瘤检测及个体化治疗、血栓弹力图、临床疑难输血方案、肿瘤标志物与癌症风险评估、血细胞分析检验、结核病实验室诊断进展等诸多学科领域，各位学员受益匪浅。研讨会以会代培，进一步提升了临床检验质量控制中心的影响力，加强了与区内各级医疗机构的合作与交流，有效提升了我区县级以上医疗卫生机构临床检验诊断能力，保障了广大群众身体健康。

三、宁夏中美医院管理论坛

为了进一步提高医院的管理水平和服务能力，持续提升人民健康水平，2016 年 4 月 8 日在银川国际交流中心二楼银川厅组织召开了"宁夏中美医院管理论坛"。论坛邀请了优选医疗集团行动总裁大卫·法瑞克（David

Farrick）教授、美国优选医疗集团的董事会主席布鲁斯·葛维兹（Bruce L Gewertz）博士、俄克拉何马州心脏病医院的首席执行官约翰·哈维（John Harvey）博士，以及上海、台湾及我区的医院管理方面具有丰富专业知识和实践经验的资深专家学者，分别就患者满意度提升策略、社会办医的实践与思路、医院人文关怀及医院服务品牌建设要素及优化业务流程，减少术中差错等方面进行多维度的交流共享（图 7-2）。

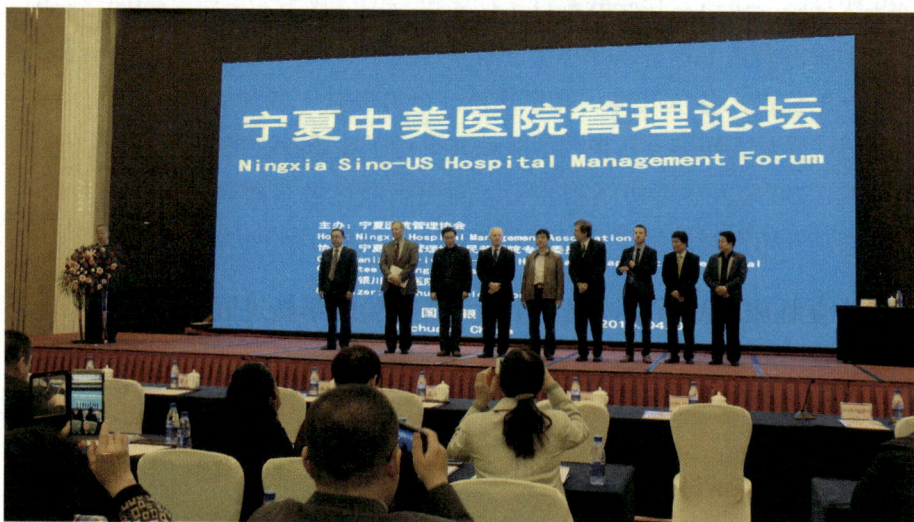

图 7-2　2016 在银川国际交流中心组织召开"宁夏中美医院管理论坛"

区内各医疗机构、各市县卫计局及陕西、甘肃、内蒙古的部分医院及卫计局负责人及相关部门共计 300 余人参加了论坛。论坛的举办，对区内外医院拓展国际视野、搭建交流平台、推进现代医院管理进程起到很大的促进作用。

第八章

风雨历程

发展分支机构 拓展服务功能

　　分支机构是社会团体根据开展活动的需要，依据业务范围的划分或者会员组成的特点，设立的专门从事该社会团体某项业务活动的机构。

　　宁夏医院管理协会按照协会宗旨和业务范围设立分支机构，目前共设立 15 个分支机构，分别为宁夏医院管理协会医疗质量专委会、宁夏医院管理协会医院感染管理专委会、宁夏医院管理协会疾病与健康管理专委会、宁夏医院管理协会职业病专委会、宁夏医院管理协会临床输血专委会、宁夏医院管理协会临床检验专委会、宁夏医院管理协会临床病理专委会、宁夏医院管理协会病案专委会、宁夏医院管理协会医保专委会、宁夏医院管理协会药事专委会、宁夏医院管理协会护理专委会、宁夏医院管理协会临床营养专委会、宁夏医院管理协会后勤专委会、宁夏医院管理协会民营医院专委会及宁夏医院管理协会健康科普专委会。挂靠在宁夏医科大学总医院、银川市第一人民医院、宁夏回族自治区第五人民医院、宁夏回族自治区人民医院、宁夏回族自治区宁安医院、银川国龙医院等区内三级医疗机构。

一、宁夏医院管理协会病案专委会

　　成立于 2007 年，挂靠在宁夏医科大学总医院，宁夏医科大学总医院病案科主任丁慧敏当选第一届主任委员。专委会办会宗旨：遵守国家法律法规，执行国家卫生工作方针和政策；积极参与医疗改革，加强病案信息管理行业建设，促进和提高医院病案信息管理水平；发挥行业咨询、业务指导和综合服务的功能作用。使专委会建设成为全区病案信息管理工作的指导中心、咨询中心、培训中心和服务中心，服务于广大病案信息管理人员。业务范围：一是宣传病案信息管理、病案信息技术的法规、行业标准，贯彻卫生与健康工作政策和方针，发挥专业指导作用。二是结合医疗机构病案信息管理实际发展的重点、热点、难点问题，开展调研，为卫生管理等提供科学、客观的依据。三是开展医疗机构病案信息学科管理，病案信息技术应用的继续教育，推广国内先进的管理理念、经验、做法。实施病案信息专业人员培训，支持基层病案信息管理、技术水平的提高和专业人员培训，提高专业技术能力和水平。四是推动医疗机构病案信息管理学科建设，培养管理和技术团队，提高服务能力。五是开展病案管理合作与学术交流。六是承担宁夏医院管理协会与中国医院协会病案专业委员会相关工作。第二届委员会丁慧敏继续当选主任委员。2017年，第三届委员会换届。宁夏医科大学总医院方浩当选第三届主任委员，宁夏医科大学总医院杜永强、杨霞，宁夏回族自治区人民医院梁沛枫，银川市第一人民医院邱宏，银川市妇幼保健院韩建玲，固原市人民医院张淑萍当选为副主任委员。

二、宁夏医院管理协会后勤专委会

成立于2007年，挂靠宁夏回族自治区人民医院，宁夏回族自治区人民医院纪委书记沙允杰当选主任委员。专委会宗旨：紧紧围绕医院后勤的安全运行、建设与发展、改革与创新，加强与社会各界的联系与合作，不断提升服务能力和水平。积极开展理论创新与实践探索活动，持续推进宁夏医院后勤管理的学术交流，科学研究等规范化管理，担负起改善、促进、提高宁夏医院后勤管理水平和服务能力，增进医院临床一线医护人员和病患的健康服务意识，建立完善的管理组织体系，打造一支高水平的专业化后勤管理人才队伍，为促进我区医院后勤管理的科学化、精细化、智慧化、现代化作出积极贡献。（图8-1）。2019年换届，宁夏回族自治区人民医院副院长马惠平当选主任委员，马维华、马力、郝宇、季风琴、闫德宁、赵军、胡颖、舒峰等当选副主任委员。业务范围：一是在宁夏医院管理协会的领导下，团结和组织全区医院后勤管理工作者，依据国家法律、法规和相关方针、政策，加强行业自律，努力促进我区医院后勤管理科学化、现代化、规范化、精细化、信息化建设和发展。二是组织开展调查研究，逐步建立医院后勤管理信息数据库，为相关政策制定及宏观决策提供依据。三是接受宁夏医院协会指派或卫生健康行政部门委托，开展相关医疗机构后勤管理与服务等行业监督管理、评审培训等工作。四是为全区各级医疗机构提供医院后勤建设、日常运行、安全生产等技术指导或咨询服务。五是独立或联合组织开展医院后勤管理的学术研究、调查调研、交流考察及科学研究等专业活动。六是搭建全区医疗机构后勤管理交流平台。有针对性地开展医院后勤人才队伍的继续教育、岗位培训和经验交流服务。七是加强与相关社会机构、企事业单位的信息交流，积极引进和推广与医院后勤相关的新技术、新方法、新设备、新材料。八是承办宁夏医院管理协会、中国医院协会后勤管理专业委员会及相关主管部门交办或委托办理的相关工作。

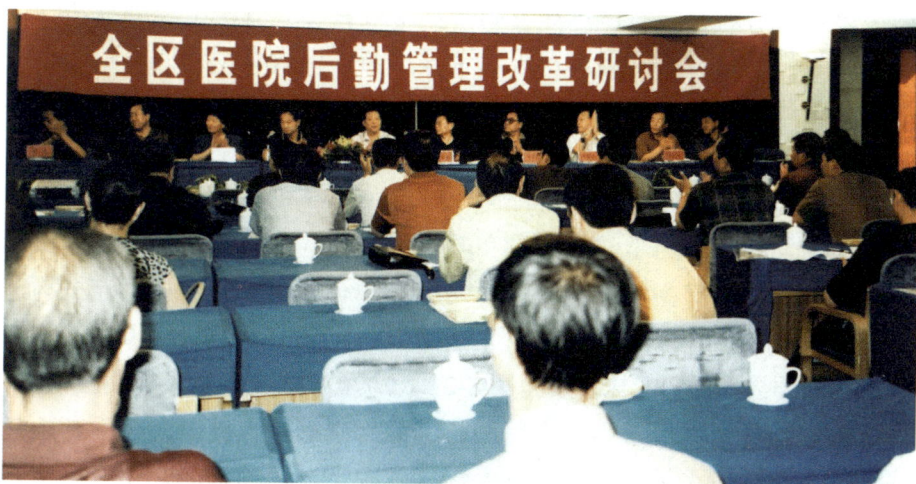

图 8-1 全区医院后勤管理改革研讨会

三、宁夏医院管理协会药事专委会

成立于 2007 年，挂靠在宁夏医科大学总医院，宁夏医科大学总医院药剂科主任文友民当选主任委员。办会宗旨是团结和组织全区各级各类医疗机构药学技术人员和药事管理工作者，开展医院药事管理工作的科学研究和实践，交流科学管理经验，促进临床药学学科建设和医院药学人才的成长，为提高药学服务质量，促进药品安全、有效、经济、合理使用，保护患者用药权益，保障民众健康和社会主义现代化建设服务，为促进医院药学部门工作的科学化、规范化、标准化、法规化管理，提高各级各类医疗机构药学部门主任和药师的技术水平、管理能力和工作效率提供指导和服务；积极提倡、推动医疗机构药学部门和药师的自尊、自律、自爱，维护医疗机构药学部门和药学工作者的合法权益，反映医疗机构药学部门以及药学技术人员的意见和要求。业务范围：一是宣传并严格遵守国家法律法规、规章，卫生工作方针和医疗机构药事管理法规性文件；加强行业建设，完成卫生行政部门委托的有关专业性和技术性的工作任务。二是开展调查研究，总结、推广医疗机构药学部门的先进经验，宣传、表彰激励医院药事管理先进集体和个人。三是开展有关医院药事管理工作的学术活动和经验交流。四是举办继续药学教育、毕业后规范化培训的学习班、培训班、研修班和专题学术报告会等。五是组织编写药物信息资料与科普材料；开展普及民众合理用药知识教育；开展医院药事管理和有关药学专业技术咨询服务。六是组织药物应用评价与药物安全性研究，推进药物经济学在医院的应用，大力促进药物临床应用，节省医药卫生资源。七是向政府主管部门反映有关医疗机构药学部门现状与问题；反映发展临床药学学科建设和改善医院药学部门工作的建议；反映医疗机构药学部门主任及广大药师的意见和合理要求、维护医疗机构药学部门和医院药师的合法权益。八是承担卫生行政部门委托的其他工作。第二届专委会领导班子未变更（图 8-2）。2020 年第三届药事专委会换届，挂靠单位变更为银川市第一人民医院，银川市第一人民医院药学部主任许大庆当选主任委员，宁夏医科大学总医院文友民当选名誉主委，宁夏医科大学总医院贾乐川、高华，宁夏回族自治区人民医院刘晓峰，宁夏中医院暨中医研究院田杰，宁夏第五人民医院樊聪影，吴忠市人民医院俞建斌，银川市第一人民医院杨彩艳当选副主任委员。

四、宁夏医院管理协会医保专委会

成立于 2009 年，挂靠在宁夏医科大学总医院，宁夏医科大学总医院医保办主任方兰英当选主任委员。2015 年换届，宁夏医科大学总医院医务处副处长张晓东当选主任委员，宁夏医科大学总医院滕玉龙、宁夏回族自治区人民医院牛岩、银川市第一人民医院蒋琳、宁夏第五人民医院赵静兰、固原市人民医院许升当选副主任委员。办会宗旨是团结和组织全区各级各

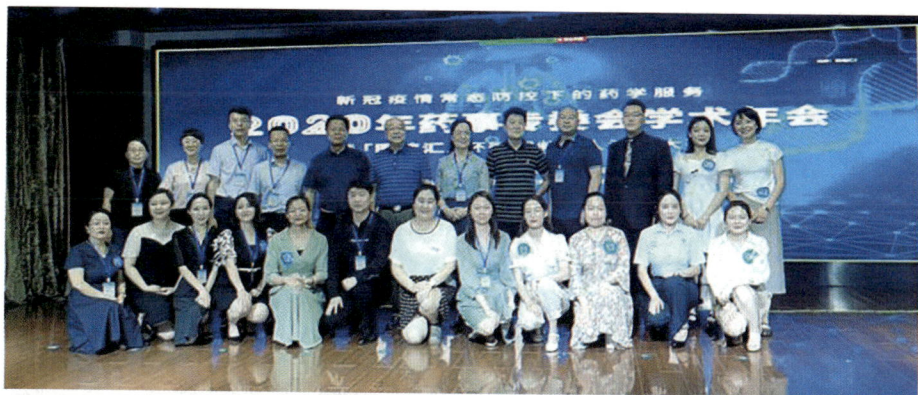

图 8-2　宁夏医院管理协会药事管理专业委员会学术年会

类医疗机构医疗保险管理工作者开展医院医疗保险管理工作的科学研究和实践，交流科学管理经验，促进医疗保险管理人才的成长。为提高医疗保险服务质量，促进医保基金的合理使用，保护患者医保权益，保障民众健康和社会主义现代化建设服务。为促进医院医疗保险管理工作的科学化、规范化、标准化、法规化，提高医疗机构医疗保险管理能力和工作效率提供指导和服务。业务范围：一是宣传并严格遵守国家法律法规，贯彻执行卫生与健康工作方针和医疗保险政策，组织学习、宣传有关医疗保险管理方面的规章制度。二是开展调查研究，总结、推广、创新医院医保管理的先进经验和模式。三是开展有关医疗保险管理的学术活动、经验交流、继续教育和培训活动。四是加强与相关专业领域及相关社会团体之间的协作与交流。五是引进、吸收、推广医疗保险管理新理论、新技术、新方法。六是积极主动地向政府主管部门反映有关医疗保险管理现状与建议，反映行业诉求，倡导和推进医院医保工作人员的自尊、自律，维护医院医保从业人员的合法权益。七是承担宁夏医院管理协会、卫生健康、医疗保障等行政主管部门委托的其他工作。

五、宁夏医院管理协会医院感染管理专委会

成立于 2009 年，挂靠在宁夏医科大学总医院，宁夏医科大学总医院院感科主任祁学祥当选主任委员，银川市第一人民医院院感科主任杜龙敏等当选副主任委员（图 8-3）。宗旨是遵守国家宪法、法律法规和国家政策，

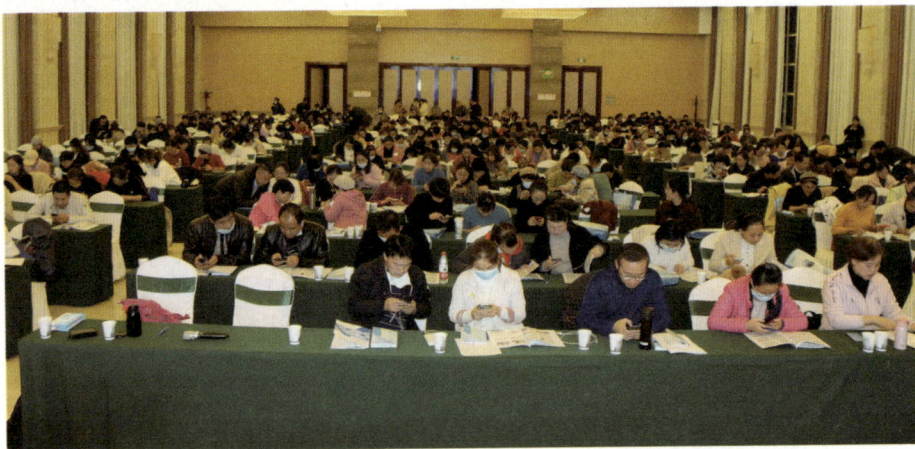

图 8-3　第十一届医院感染管理学术年会

遵守社会道德风尚，坚持党的基本路线，充分发扬学术民主，坚持"百花齐放，百家争鸣"的方针，开展学术活动。聚焦医院感染防控，促进专业成长和提高，凝聚各方力量，致力于服务百姓健康。业务范围：一是开展区内外学术交流，活跃学术思想，促进学科发展；二是举办感控继续教育和相关业务培训；三是开展全区医疗机构内感控工作检查及业务指导；四是编辑出版感控专业书刊及相关音像制品；五是开展论证和科技咨询，提出政策建议；六是举荐、表彰和奖励优秀科技人才及成果；七是反映感控工作者的意见和要求，维护感控工作者的合法权益；八是协助政府主管部门引导和规范医疗机构内感控工作的运行和发展；九是举办符合本会宗旨的社会公益。2017 年 11 月宁夏医院管理协会第二届医院感染管理专委会换届，挂靠单位变更为银川市第一人民医院。银川市第一人民医院院感科主任杜龙敏当选为第二届主任委员，宁夏回族自治区人民医院郑丽华、宁夏医科大学总医院杨宝忠、解放军第五陆军医院李雅慧、银川市中医医院王赛君当选为副主任委员。自 2010 年开始，每年组织一届全区医院感染管理学术年会暨全区感控专职人员能力提升培训班，迄今已举办十二届，为推动我区医院感染管理学术进步，加强各医疗机构间的感控经验交流，提升各级各类医疗机构医院感染管理质量与常态化疫情防控水平，有效保障医疗质量和医疗安全起到了很好的指导作用。

六、宁夏医院管理协会民营医院专委会

　　成立于 2011 年，挂靠在银川国龙医院，银川国龙医院院长郭龙当选主任委员。办会宗旨是以国家法律法规和卫生健康工作方针为指导，贯彻国家鼓励和支持社会办医政策，积极参与医疗卫生改革，加强社会办医行业指导，引领社会办医发展方向，促进社会办医健康有序发展。业务范围：一是通过调查研究，实事求是地反映社会办医的真实情况，为政府宏观决策提供科学客观依据。争取政府政策、技术、资金和信息等方面的支持，推进社会办医同步协调发展（图 8-4）。二是根据卫生行政部门的工作部署，协助政府相关部门加强社会办医监督管理，不断改进社会办医管理方式，进一步提高医疗技术水平和医疗服务质量。三是加强行业自律，依法规范执业行为，组织开展创建评审和自查自纠等活动，防范医疗风险，化解医疗纠纷。主动承担社会责任和义务，自觉接受社会各界监督，构建和谐医患关系，努力营造良好有序的医疗环境秩序。四是优化社会办医资源，凝聚社会办医力量，传播社会办医先进管理经验，培养社会办医人才，推广适宜新技术，开展学术交流合作，参与重大突发公共卫生事件防治和社会公益等活动。五是依法维护社会办医会员的合法权益，及时向卫生行政管

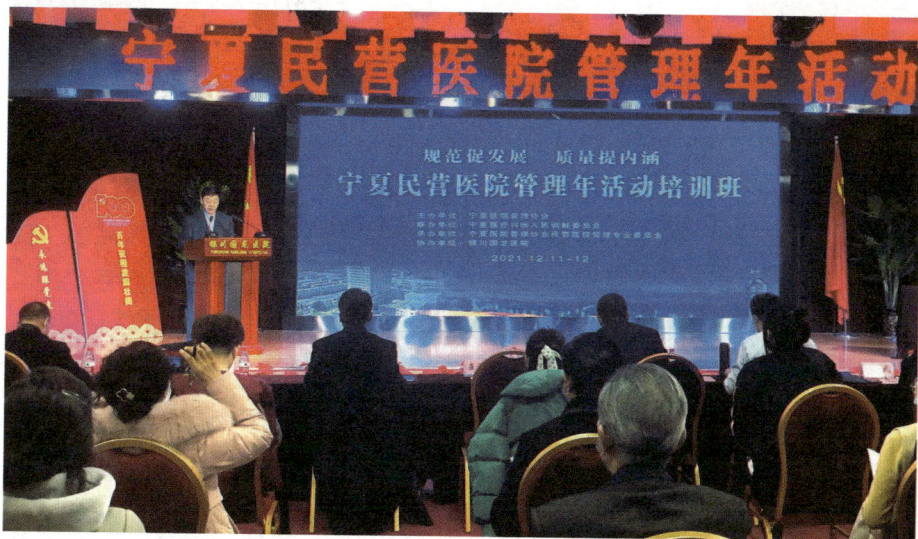

图 8-4　全区民营医院管理年活动培训班

理部门和协会反映社会办医存在的困难与问题，提出建设性的具体意见与建议，维护对社会办医的公平与正义。2020 年 10 月换届，郭龙继续当选主任委员，李占良、张宝财、游金辉、张彦新、吴敬祝等当选副主任委员。

七、宁夏医院管理协会临床营养专委会

成立于 2011 年，挂靠在宁夏回族自治区人民医院，宁夏回族自治区人民医院副院长贾维东当选主任委员（图 8-5）。2019 年换届，宁夏回族自治区人民医院临床营养科主任赵茜当选主任委员，宁夏临床营养质控中心韩苏婷、宁夏医科大学总医院陈启众、银川市第一人民医院胡文涛、银川市妇幼保健院王惠军、银川市丽人医院杨春燕当选副主任委员。办会宗旨是积极响应健康中国战略号召，坚持以人民健康为中心，关注国民生命全周期、健康全过程的营养健康理念，充分发挥专委会主观能动性，提高群众健康素养；充分发挥专委会行业服务、专业培训、学术交流作用，积极搭建临床营养专业交流平台，促进临床营养学科健康快速发展。业务范围：营养科普，搭建业内学术交流平台，加强学科队伍建设，规范临床营养诊疗，促进临床营养学科建设。

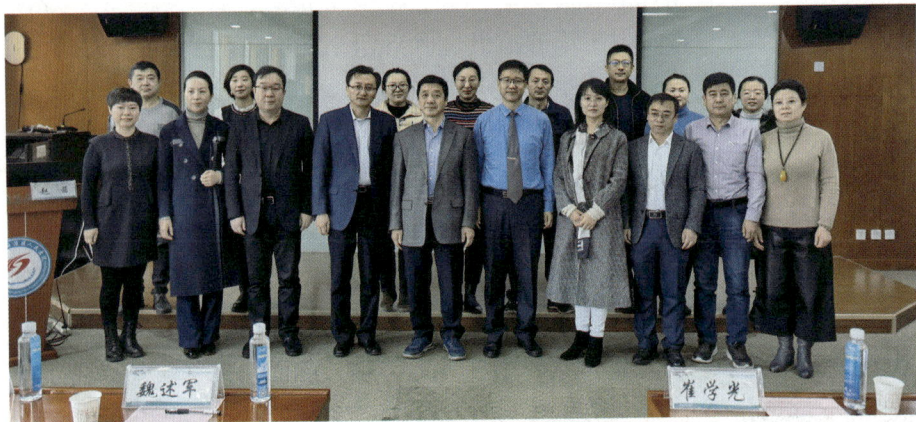

图 8-5　宁夏医院管理协会临床营养专委会学术年会

八、宁夏医院管理协会医疗质量专委会

成立于 2013 年 8 月，挂靠在宁夏医科大学总医院，宁夏医科大学总

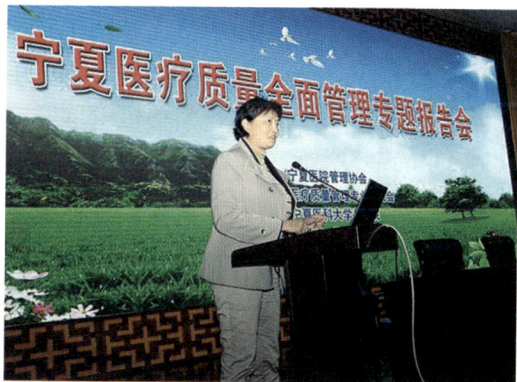

图 8-6　宁夏医疗质量专题会议

医院贾绍斌副院长当选主任委员，迟名伟、吕金捍、杜秦川、黄洁成、刘奇杰、刘建平当选副主任委员，秘书长由迟名伟兼任。2020 年换届，主任委员由宁夏回族自治区人民医院院长周玮担任。宁夏回族自治区人民医院魏述军、宁夏医科大学总医院朱东、银川市第一人民医院叶丹、宁夏中医医院暨中医研究院孙向平、银川市妇幼保健院王国平当选副主任委员（图 8-6）。

九、宁夏医院管理协会临床检验专委会

成立于 2015 年 12 月，宁夏医科大学总医院临检中心主任魏军教授当选为主任委员，宁夏医科大学总医院李锋、宁夏回族自治区人民医院朴文花、银川市妇幼保健院康银兰、银川市第一人民医院任峥、固原市人民医院高占珍当选为副主任委员。2018 年换届，宁夏医科大学总医院临检中心副主任李锋当选主任委员，宁夏医科大学总医院王立新、宁夏回族自治区人民医院朴文花、银川市妇幼保健院康银兰、银川市第一人民医院任峥、石嘴山市第一人民医院陈炎、宁夏回族自治区第五人民医院韩学军、宁夏回族自治区中医医院周秀萍当选副主任委员。办会宗旨是遵守国家宪法、法律法规，严格执行党和国家政策，依法加强全区医学检验实验室管理，发挥行业引领、指导、协调、监督作用，提高全区医学检验实验室的管理水平，促进检验人员检验能力提升，为保护人民健康、推动健康宁夏和社会主义现代化建设服务。业务范围：一是宣传并遵守国家法律法规，贯彻卫生工作方针政策。二是协助协会加强行业管理，推动全区医疗机构的改革、建设与发展。三是开展医疗行业的调查研究，了解各级各类医院及相关医疗机构的现状、要求和愿望，做好政府助手，向政府主管部门提出建设性意见，为相关政策的制定以及宏观决策提供依据。四是主动承接政府

部门职能，协助制定行业管理规范、技术标准以及开展对医疗机构的评审，开展行业监督管理工作，促进医疗机构提高医疗质量和服务水平，保证医疗安全。五是开展科学管理学术、技术研究，组织相关学术探讨、调研、考察和学术交流活动。开展临床检验专业的继续教育、岗位培训、管理咨询，提高检验专业人员的管理水平和技术能力。六是支持基层医疗机构医学检验工作，提升地区医疗卫生事业水平。七是接受有关部门委托，协助对医疗机构常用检验仪器设备等进行管理规范化建设、质量分析与评价。八是促进各医疗机构检验科室与政府部门、社会各界和广大人民群众的联系、交流与合作。九是加强与国内外行业组织及检验学术团体的联系和交往，积极拓展国际及香港、澳门、台湾地区的友好合作与交流（图 8-7）。

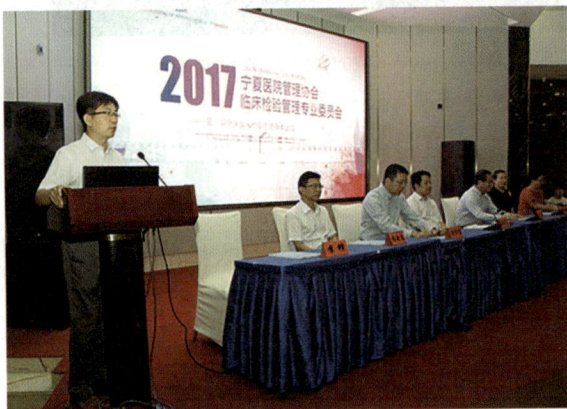

图 8-7　宁夏医院管理协会临床检验专委会学术年会

自成立以来，每年举办一届医学实验室质量管理学术会议，迄今已举办八届，为进一步提升医学实验室质量和能力建设水平，规范医学实验室质量管理，推动医学实验室检验质量走向规范化、标准化、科学化，不断培养优秀的医学实验室质量管理人才和业务骨干起到了很好的助力作用。

十、宁夏医院管理协会临床输血专委会

成立于 2015 年 7 月，挂靠在宁夏回族自治区人民医院，朴文花当选为主任委员，杜宗孝等 6 人当选为副主任委员，樊瑞军被聘为秘书。办会宗旨是为全区医院输血专业技术人员提供交流、合作和培训平台，在宁夏医院管理协会的领导下开展工作，规范全区医疗机构临床输血管理工作，推进我区医疗机构科学、安全、合理输血，为卫生健康事业高质量发展做出贡献。业务范围：一是依据《中华人民共和国献血法》《血站管理办

法》《医疗机构临床用血管理办法》《临床输血技术规范》等卫生法律法规和上级文件要求，及时修订宁夏临床输血管理和考核标准、操作规范等并组织实施。二是定期（每年）组织全区临床输血管理、输血技术人员开展临床输血管理相关知识培训。三是定期对全区医疗机构临床输血业务进行指导和质量监督、考核评估、工作质量指标统计分析，反馈问题并提出切实可行的改进方案，追踪落实情况。四是定期（每年）召开临床输血管理工作会议，研究我区输血管理工作，交流和推广先进临床输血管理经验。五是接受全区各医疗机构临床输血业务咨询。六是每年对我区临床输血管理工作进行书面总结，报上级部门（图8-8）。

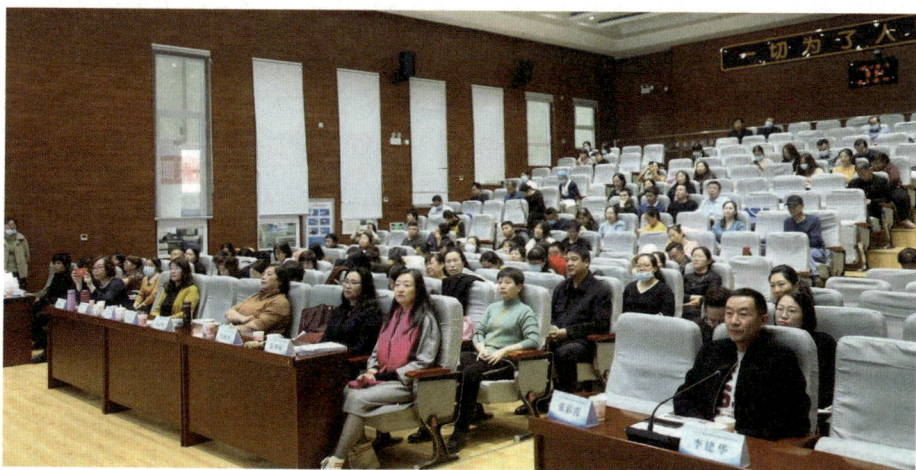

图8-8　宁夏医院管理协会临床输血专委会年会

2022年临床输血专委会换届，宁夏回族自治区人民医院临检中心副主任樊瑞军当选主任委员，宁夏血液中心主任技师邵峰、宁夏医科大学总医院副主任技师陈志娇、银川市第一人民医院主任技师陈淑红、宁夏回族自治区第五人民医院主任技师李建华当选副主任委员。

十一、宁夏医院管理协会临床病理专委会

成立于2015年7月，吕怀盛主任当选为主任委员，贺海燕等6人当选为副主任委员，张森被聘为秘书。2018年专委会换届，宁夏回族自治区人民医院贺海燕当选主任委员，宁夏医科大学总医院韩恩善、黄凌燕，宁

夏回族自治区人民医院张淼，银川市第一人民医院张少华当选副主任委员。办会宗旨是宣贯国家政策，助力医疗发展；强化行业自律，制订病理规范；汇聚专家智慧，建设病理智库；加强学科建设，提升服务能力；繁荣学术交流，促进基层发展；反映行业诉求，维护会员权益。业务范围：一是宣传国家法律法规，贯彻新时期卫生与健康工作方针政策和国家卫生健康行政部门的重大工作部署，协助宁夏医院管理协会加强行业自律性管理。发挥业务指导作用，促进宁夏地区病理行业的发展（图8-9）。二是结合病理专业的重点、热点、难点问题，开展调查研究工作，反映病理从业人员的真实诉求。依法维护协会会员、医疗机构及其管理人员的合法权益，努力营造和谐有序的医疗环境和秩序。三是开展医院管理及病理专业领域的继续教育，推广国内外先进的管理理念、经验和做法，提高全区病理管理人员的专业技能和水平；邀请国内知名专家，传授病理专业知识，繁荣病理学术交流。四是开展医德医风、医疗质量和医疗安全等方面的病理行业监督、检查，促进区内病理机构提高医疗质量和服务水平，确保医疗安全。五是协助制订病理专业管理规范、技术标准，参与医疗机构评审等工作；协助建立健全病理专业人员的考核体系，进行医疗机构管理人员从业资格培训；开展病理建设及病理常用仪器设备管理规范化工作和质量分析与评价等工作。六是开展基层医院病理管理水平及专业技能培训工作，促进基层医院管理及病理专业能力提升，保证基层医院协同发展。七是开展与国

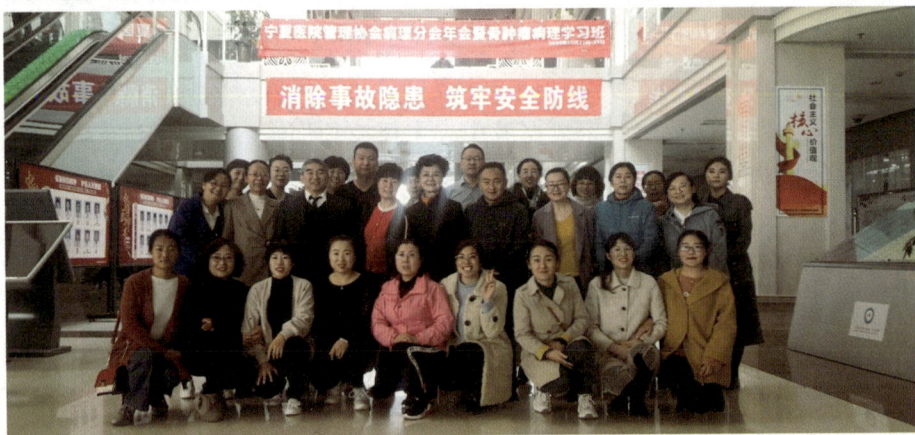

图 8-9　宁夏医院管理协会临床病理专委会年会

内外地区的工作交流与合作，借鉴和分享有益的经验；促进医疗机构间的交流与合作以及医疗机构与政府主管部门、有关社会团体、新闻媒介的交流、沟通和协作。八是承办行政主管部门委托的其他工作。

十二、宁夏医院管理协会疾病与健康管理专委会

成立于 2017 年 6 月，挂靠单位是宁夏医科大学总医院，马丽当选主任委员，田丰年、江洪、马晓飞、芦鸿雁、高爱国、王久林当选副主任委员。办会宗旨是遵守我国宪法和法律法规，践行社会主义核心价值观，遵守社会道德风尚，自觉加强诚信自律建设；执行国家卫生工作方针政策；依法加强行业管理，维护会员合法权益；发挥行业指导、自律、协调和监督作用，提高医疗机构的疾病与健康管理水平，为保护人民健康和社会主义现代化建设服务（图 8-10）。业务范围：一是在总会领导下，推动各级医疗机构以疾病与健康管理为核心，创新医疗健康服务模式，完善医院服务体系，实现院前、院中、院后一体化服务，从单纯"治病"转变为"治病与防病"并重发展；二是开展健康管理师的培训、认证，进行学术交流活动，提高和培养健康管理师队伍的专业知识和素质等；三是遵照总会的有关要求，建立健康管理科普宣传，更全面地了解疾病与健康管理信息；四是反映专委会委员的意见和要求，维护专委会的合法权益，为广大委员更好地完成专委会的任务而服务；五是接受相关医疗机构疾病与健康管理发展战略、

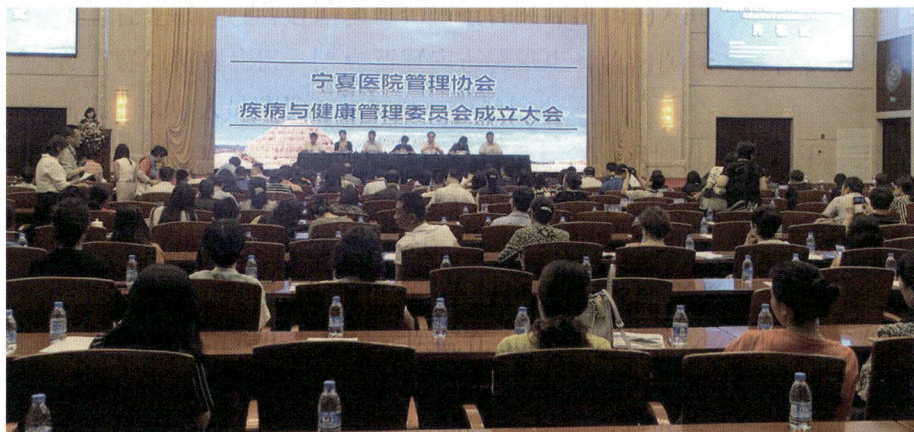

图 8-10　宁夏医院管理协会疾病与健康专委会年会

政策中的有关决策进行科学论证和专家咨询，接受委托进行科技项目论证和评估、技术职务资格评审、提供技术咨询和技术服务；六是组织对委员和相关从业人员的继续教育和培训工作；七是组织本委员会业务范围内的国内外学术交流、科普宣传及本学科有关的其他活动。

十三、宁夏医院管理协会护理专委会

成立于 2018 年 6 月，挂靠单位是宁夏医科大学总医院，芦鸿雁主任当选主任委员，石嘴山市第一人民医院党委副书记杨家娥、宁夏人民医院护理部主任李海霞、银川市第一人民医院护理部主任杨丽娜、中卫市人民医院副院长张明霞、吴忠市人民医院护理部主任王学兰、固原市人民医院护理部主任张红、平罗县人民医院（石嘴山市第三人民医院）副院长俞翠玲当选副主任委员（图 8-11）。办会宗旨是打造具有学术影响力的护理交流平台、教育培训平台，组织管理平台，更好地促进宁夏医院护理管理事业的发展。业务范围：一是组织开展业务范围的交流与合作，引进并消化吸收先进经验与技术。二是开展与本专业相关的公益活动。三是完成协会委托的各项任务。四是维护会员的合法权益，及时向协会反映会员的意见、建议和要求。

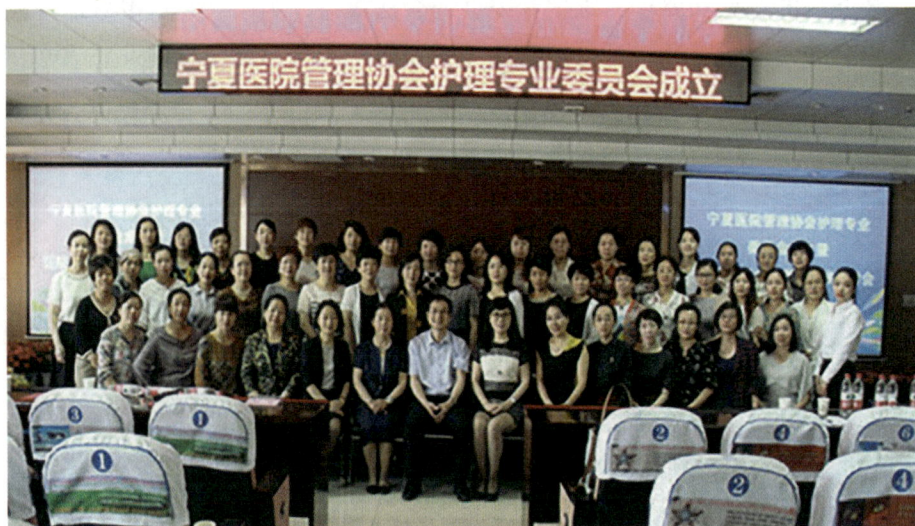

图 8-11　宁夏医院管理协会护理专委会成立大会

十四、宁夏医院管理协会职业病专委会

　　成立于 2018 年 7 月，挂靠单位是宁夏第五人民医院。院长田炜宁当选为主任委员，北京煤炭总医院李宝平教授当选名誉主任委员。宁夏医科大学副校长刘志宏，宁夏附属医院心脑血管医院副院长周玮，宁夏第五人民医院副院长徐宁梅，职业病科主任唐江燕，银川市第一人民医院陈丽君博士，宁夏疾病控制中心王冠梅，宁夏回族自治区中医医院呼吸科张常喜主任，宁夏回族自治区人民医院呼吸科杨晓芸主任，宁夏第五人民医院职业病防治办公室轩杰主任当选为副主任委员，轩杰兼任秘书长。办会宗旨是遵守国家宪法、法律和社会道德规范，坚持"以人为本，生命至上"，团结和组织全区各级各类医疗机构职业病技术人员和职业病管理工作者开展医院职业病管理工作的科学研究和实践，交流职业病管理的经验，促进职业病学科建设和职业病防治人才的成长，提高职业病服务质量，坚持实事求是的科学态度和理论联系实际的学风，为保障民众健康和社会主义现代化建设服务，为促进职业病部门工作的科学化、规范化、标准化、法规化管理，提高各级各类医疗机构职业病部门主任和医师的技术水平、管理能力和工作效率提供指导和服务；维护劳动者的合法权益，反映职业病部门以及职业病技术人员的意见和要求（图 8-12）。

业务范围：一是宣传并严格遵守国家法律法规、规章，积极组织学习、宣传、执行卫生工作方针和医疗机构职业病防治法规性文件；加强行业建设，完成卫生行政部门委托的有关专业性和技术性的工作任务。二是承担全区医疗机构职业病诊治质量及职业健康的监督管理、质量控制、人员培训和业务指导等工作。三是定期开展二级以上医疗机构职业病诊治及职业健康质量督查。根据质量督查情况，撰写职业病诊治质量状况评估报告书和职业病诊治质量控制意见书，为省、市卫生主管部门提供依据。四是开展调查研究，总结、推广职业病工作各部门的先进经验，宣传、表彰职业病管理先进集体和个人。五是开展有关医院职业病管理工作的学术活动和经验交流。六是拟定职业病人才队伍的发展规划，组织对行政区域内职业病人员的培训。定期举办继续教育培训班；定期派出专家指导各基层医疗机构的职业病诊治管理及质量控制工作，免费接

受其职业病诊治技术咨询；开展三级医院帮扶一二级医院活动。七是收集国内外职业病诊治质量管理新信息、新动态、新方法，组织职业病诊治质量学术研讨会，扩大对外交流。八是承担卫生行政部门交给的其他工作。

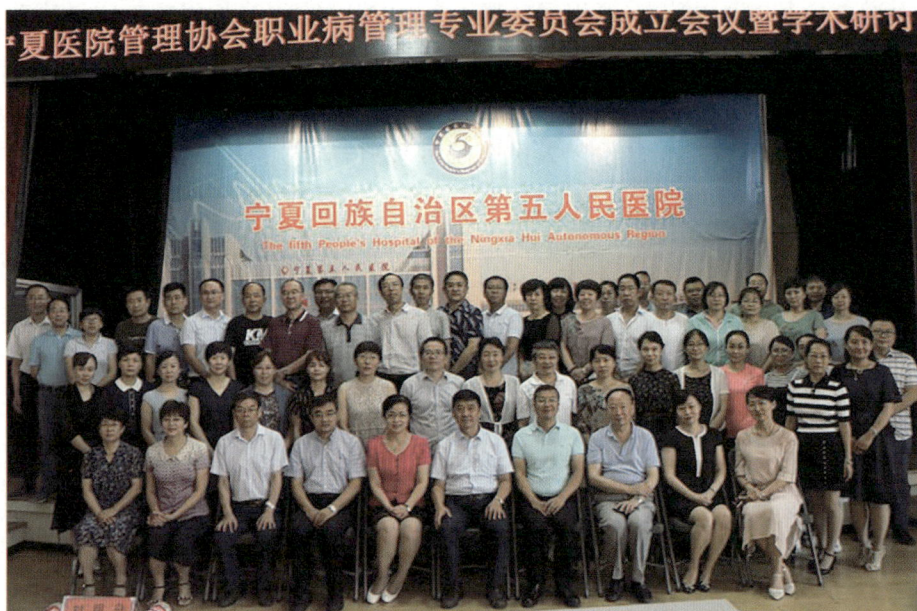

图 8-12　宁夏医院管理协会职业病专委会成立

十五、宁夏医院管理协会健康科普专委会

成立于2022年3月，挂靠单位是宁夏回族自治区宁安医院。副院长徐学兵当选主任委员，宁夏医科大学总医院崔丽萍、宁夏回族自治区第五人民医院刘福清当选副主任委员。办会宗旨是发挥协会建立的健康科普专家库权威智库作用，充分利用好专家资源，筹划好协会卫生健康科普工作，实施好协会系列健康科普活动。倡导更多的医疗科技工作者参与到健康科普行动中，营造健康氛围，提高居民健康素养水平（图8-13）。业务范围：一是积极宣传贯彻党和国家有关卫生健康科普工作的相关政策及法律法规，大力弘扬科学精神，普及卫生健康知识，推动科学普及惠及于民。二是策划协会重点科普活动，积极参与协会开展科普大讲堂、医疗科技专

家助力乡村振兴活动、大型义诊咨询和健康科普宣传活动。三是组织编写卫生健康科普宣传册、制作科普微视频、撰写科普文章、编写健康科普培训教材等。四是适时组织开展科普讲座、科普沙龙活动、科普作品评选交流活动。五是深入挖掘本领域、本行业兼职科普人才资源，不断壮大协会科普人才队伍。六是积极主动向协会推荐参加自治区科技厅、自治区科协的优秀科普作品创作。七是及时向协会提出开展科普工作的合理化建议。八是负责各学组上报健康科普工作情况、人员需要增加或调整的建议等相关情况。九是认真做好协会健康科普工作年度总结及计划。

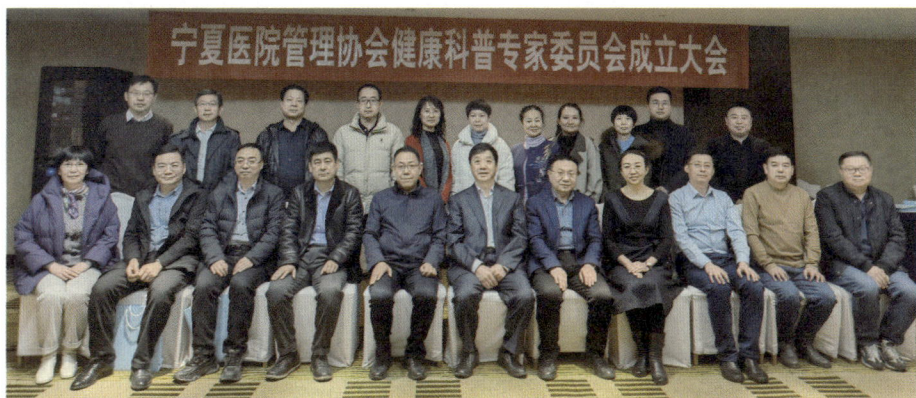

图 8-13　宁夏医院管理协会健康科普专委会成立大会

第九章

风雨历程

活跃文化生活　点燃会员激情

第一节　举办体育赛事　活跃业余生活

为了激发全区卫生系统干部职工强身健体、爱岗敬业、自强不息的工作热情，充分展示我区医疗机构职工奋发有为、和谐进取的精神风貌，协会从 2012 年起，在全区二级以上医疗机构之间开展了"宁夏医院杯球类职工运动锦标赛"活动。此项活动激发和调动了广大医务工作者爱岗敬业的工作热情和凝聚力，促进了医院文化建设。旨在以体育赛会为载体，树立医院文化建设品牌，凝心聚力，促进医院改革与发展。活动深受广大医务工作者的喜爱和支持，为全区各医疗机构之间相互交流、增进团结、增强职工凝聚力和强健体魄的浓郁氛围搭建了平台。

自 2012 年开始迄今已成功举办八届，分别为：篮球、乒乓球、羽毛球、足球、排球、气排球等比赛，每届均有全区二级以上医疗机构组织的30 余支代表队的近 400 名队员参加比赛，协会自筹资金，按照规模取前六名进行奖励。

首届宁夏"医院杯"职工运动会——篮球锦标赛于 2012 年 5 月18—20 日，在银川市亲水体育中心举办。经预赛选拔，16 支比赛队伍参加了决赛。通过 4 天 32 场预决赛，宁夏医科大学总医院代表队获得冠军，942 医院（原解放军第五医院）代表队、泾源县人民医院代表队获得亚军，自治区人民医院代表队、海原县代表队、自治区中医院代表队获得季军。同时还评出了优秀组织奖、体育道德风尚奖，优秀运动员、优秀教练员，协会自筹资金分别给予了表彰奖励。篮球锦标赛加强了各医疗机构之间的交流，增进了友谊，充分体现了我区卫生系统职工热爱体育、热爱集体和拼搏作风，激发了广大职工投身公立医院改革的热情，取得了圆满的效果。

2013年6月26—28日，第二届宁夏"医院杯"职工运动会——乒乓球锦标赛，在银川市亲水体育中心举办。来自全区医院的20支男子团体代表队、14支女子团体代表队进入决赛。200余名运动员在乒乓赛场上、赛出了水平、赛出了友谊，赛出了风格。最终，银川市医院联队、自治区第三人民医院代表队分获男女团体第一名；西吉县医院联队、石嘴山市第二人民医院代表队分获男女团体第二名；宁夏医科大学总医院代表队、青铜峡市医院联队分获男女团体第三名；宁夏医院管理协会代表队、吴忠市人民医院代表队分获男女团体第四名；吴忠市人民医院代表队、自治区第五人民医院代表队分获男女团体第五名；自治区第五人民医院代表队、银川市医院联队分获男女团体第六名。自治区人民医院、灵武市卫计局、中卫市卫计局获得优秀组织奖；解放军第五医院、长庆燕鸽湖医院、海原县卫计局获得体育道德风尚奖；同时还评出了男女优秀运动员16名，优秀教练员3名，分别给予了奖励。此次宁夏首届"医院杯"职工乒乓球锦标赛的成功举办，进一步增强了各医疗单位相互交流，增进了友谊，培养了团队协作意识和集体荣誉感，丰富了医务工作者体育生活，进一步展示了我区医务工作者爱岗敬业、敢于拼搏、奋发有为、健康向上的精神风貌。

2014年5月27—29日在宁夏银川六盘山高中体育馆成功举办了第三届全区"医院杯"职工运动会——羽毛球锦标赛。

经过三天紧张激烈的比赛，圆满完成了各项赛事。17支代表队、150名运动员团结协作，勇于拼搏，充分展现了医疗单位职工的良好形象和精神风貌。广大运动员弘扬了奥运精神，敢于拼搏、勇于争先、尊重对手、服从裁判，取得了比赛成绩和精神文明的双丰收。本次比赛，让"更高、更快、更强"的奥林匹克精神发扬光大，大力培养了职工团结拼搏、开拓进取的创新精神，进一步增强了广大职工的凝聚力和向心力，把体育竞技精神转化为投身医院改革与发展的动力和行动。

2015年，为学习贯彻落实党的十八大精神，促进宁夏医疗机构改革创新，推动医院文化建设，展示医疗机构广大干部职工爱岗敬业、和谐进取的精神风貌，充分调动广大医务工作者参与健身运动的积极性，于 6 月 23—26 日在银川成功举办了第四届全区"医院杯"职工运动会——足球锦标赛。共有 18 个单位组成 12 支代表队、144 名选手参赛。经过小组赛、循环赛、决赛，决出前六名，还评出优秀组织奖 1 名、道德风尚奖 1 名，评出了金靴奖和最佳守门员各一名。其中宁夏医科大总医院获得第一名、宁夏回族自治区人民医院获得第二名、银川市第一人民医院获得第三名、自治区卫计委体检中心获得第四名、自治区第三人民医院获得第五名、中卫市医院联队获得第六名；自治区第五人民医院获优秀组织奖、燕鸽湖石油医院获得道德风尚奖；自治区人民医院职工牛彬获得最佳守门员称号，自治区人民医院外聘队员刘超，一人进球 16 个，获得金靴奖称号。协会自筹资金给予奖励。活动对增进医院文化建设、调动职工的凝聚力等有积极的促进作用。

2016 年 5 月 25—27 日，在银川亲水体育中心隆重举办了第五届全区"医院杯"职工运动会——排球锦标赛。比赛共有 14 个单位、21 支代表队参加。比赛采用三局二胜制，经过 34 场比赛，分别决出男女前六名（图 9-1）。赛场上，大家本着"友谊第一、比赛第二"的原则，在球场上互相尊重，互相学习。运动员们在场上纷纷拿出自己的绝招，扣球、发球、一传、二传，每个环节都尽力发挥，严谨认真，完成了一个又一个完美的配合，让在场的观众都欢呼不已。落后的队伍也毫不逊色，不断地调整自己的战略战术，为了扳回比分，显示出了队员们永不放弃的精神，展现了团结和谐的良好风尚和医疗系统职工文明健康的精神风貌（图 9-2）。最终，自治区人民医院获得男队、女队第一名，宁夏医科大总医院获得男队、女队第二名，自治区中医院获得男队第三名、女队第四名，自治区第五人民医院获得女队第 3 名，自治区保健局体检康复中心男队获得第四名、女队获得第六名，石嘴山市第一人民医院获得男队第五名，石嘴山市第二人民医院获得男队第六名，银川市口腔医院获得女队第五名；自治区第四人民医院获得道德风尚奖、吴忠市人民医院获得优秀组织奖；王永成和丁黎获得最佳运动员称号，协会自筹资金对其进行了奖励，颁发了奖杯、奖牌和奖金。

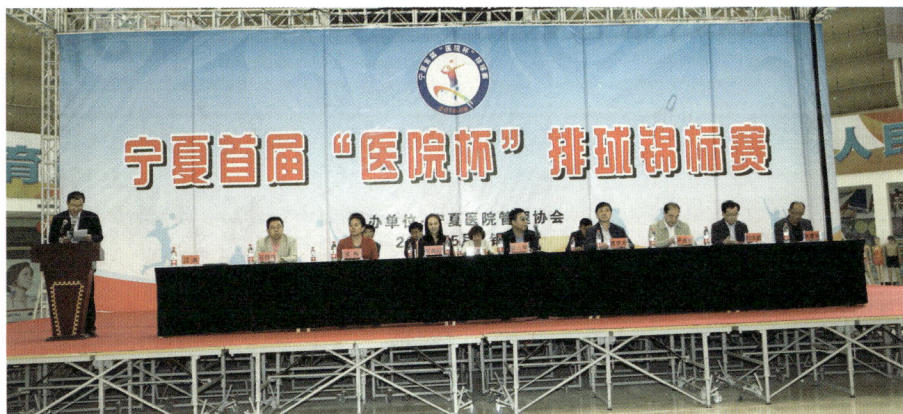

图 9-1　2016 年第五届全区"医院杯"职工运动会——排球锦标赛

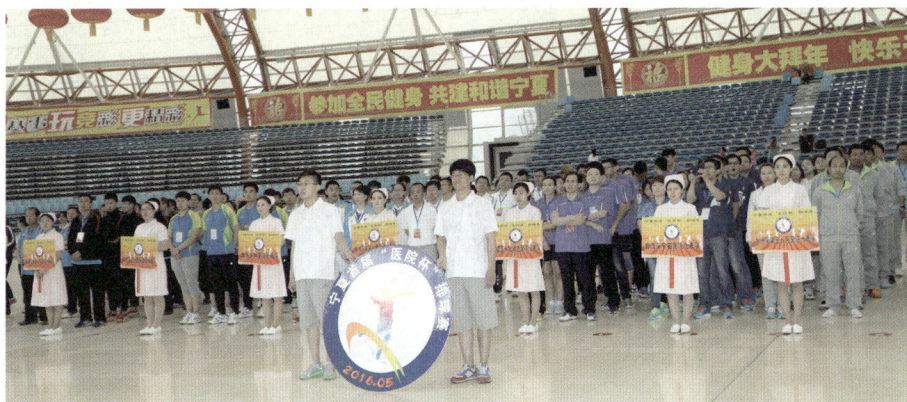

图 9-2　第五届全区"医院杯"职工运动会——排球锦标赛开幕式

　　2018 年 6 月 7 日，在宁夏医科大学弘毅体育馆举办了第七届全区"医院杯"职工运动会——乒乓球、气排球锦标赛（图 9-3）。本次锦标赛共有来自全区 19 家医疗机构组成的 32 支代表队、250 余名运动员参加了比赛，协会自筹资金设立乒乓球 1 ~ 8 名、气排球 1 ~ 6 名奖项，还设立了优秀组织奖、体育道德风尚奖、最佳运动员等奖项。经过全体运动员、裁判员和工作人员的共同努力，经过三天的激烈角逐，两个项目的比赛圆满顺利完成，并且都取得了优异的成绩。比赛在 6 月 9 日下午 4 点圆满落下帷幕。自治区保健局体检中心联队、银川市口腔医院、中卫市人民医院、宁夏医科大学总医院、贺兰县人民医院、自治区中医医院、海原县卫生系统联队、西吉县卫生系统联队分别获得乒乓球混合团体前八名的好成绩；银川市第一人民医院、自治区人民医院、自治区宁安医院、石嘴山市第一人民医院、银川市第二人民医院、自治区保健局体检中心联队分别获得气排球比赛项目团体前六名。自治区第五人民医院、自治区第四人民医院分别荣获体育道德风尚奖和优秀组织奖。还分别产生了乒乓球男单、女单前六名及2个最佳运动员奖（图9-4）。

通过比赛，充分展现了全区医疗系统干部职工团结协作、顽强拼搏、勇

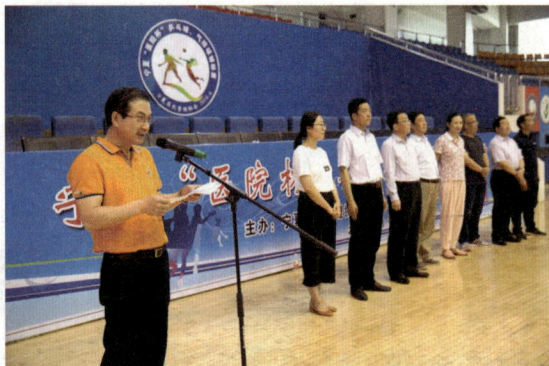
图9-3 常务副会长江洪主持2018年运动会闭幕式

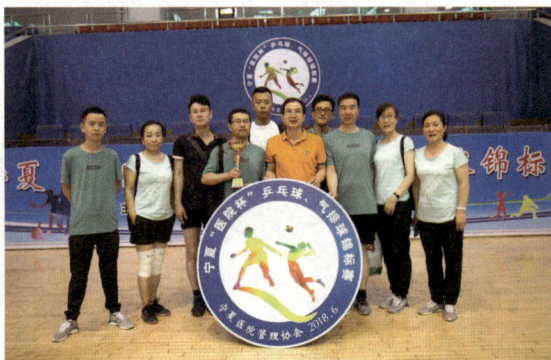
图9-4 2018年第七届"医院杯"运动会获奖代表队

于争先、健康向上的精神风貌，同时也充分调动了干部职工的积极性，增强了职工队伍的凝聚力、向心力，激励着全体干部职工更加奋发有为、锐意进取，把团结协作、拼搏赶超的精神转化为动力，以更加饱满的热情、更加昂扬的斗志投入医疗卫生事业中去，为实现健康宁夏作出新的更大的贡献。

2019年的第八届全区"医院杯"职工运动会——篮球锦标赛，更有全区二级以上医疗机构组织的32个代表队的近400名参赛队员参加了比赛。赛事无论从参赛热情、球队数量，还是从举办规模、队员整体竞技水平都创出历届运动会之最，展现了医疗行业医务工作者良好的精神风貌。6月11日起，来自全区二级以上医疗机构组织的32个代表队的近400名参赛队员在宁夏亲水体育中心进行了为期三天的紧张比赛（图9-5）。

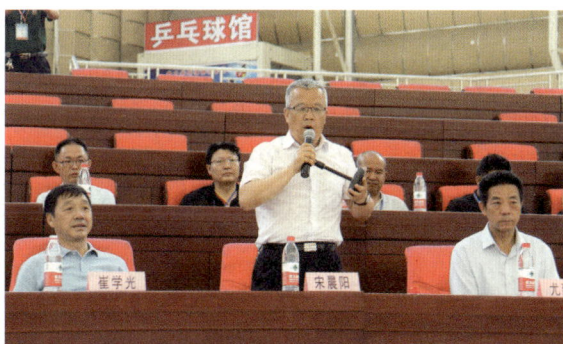

图 9-5 2019 年第八届全区"医院杯"职工运动会篮球锦标赛自治区卫健委宋晨阳副主任宣布比赛开始

经过激烈的角逐，宁夏医科大学总医院代表队、隆德县人民医院联队、海原县中医医院联队、宁夏第五人民医院代表队、自治区中医院代表队、平罗县人民医院代表队、彭阳县人民医院联队、银川市妇幼保健院代表队分别获得前八名（图 9-6）。

宁夏宁安医院代表队和银川国龙医院代表队荣获优秀组织奖；宁夏第三人民医院代表队和西吉县人民医院代表队获得体育道德风尚奖；固原市人民医院代表队和银川市第二人民医院代表队获得精神文明奖；宁夏医科大学总医院代表队的张龙被授予优秀运动员称号。

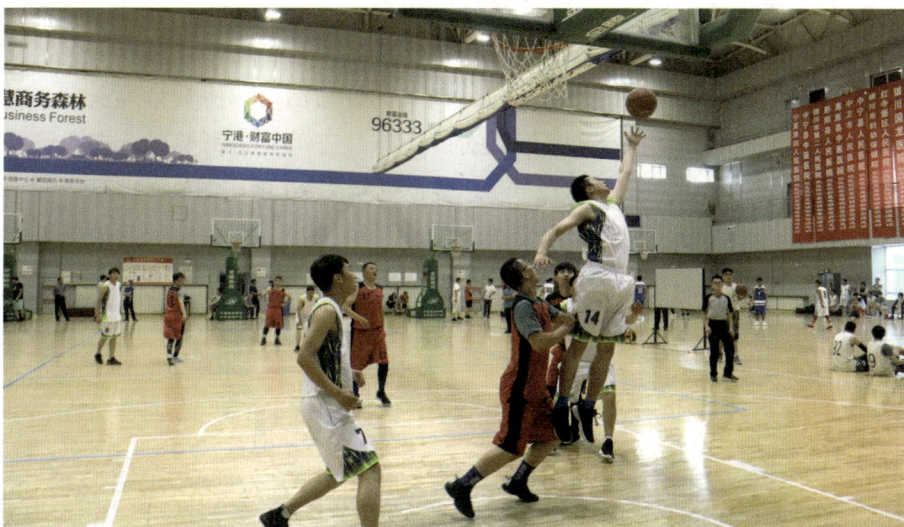

图 9-6 2019 年第八届全区"医院杯"职工运动会篮球锦标赛比赛现场

本次锦标赛，队员们龙腾虎跃，奋力拼搏，呈现出一场场精彩的对决，展现了医疗行业医务工作者良好的精神风貌。

2020 年、2021 年因疫情影响停赛两年。

举办运动会旨在通过体育赛事，让医务人员释放压力，在运动中寻找快乐，在运动中收获健康，激励全体干部职工更加奋发有为、锐意进取，把团结协作、拼搏赶超的精神转化为动力，以更加饱满的热情、更加昂扬的斗志投入医疗卫生事业中去，为推进我区医疗卫生事业高质量发展作出新的贡献！

第二节　开展评先评优　激发会员干劲

为贯彻落实党中央关于全面推进健康中国建设和创新驱动战略的决策部署，激发广大医疗行业科技工作者的探索与创新，不断提高我区医院管理科技创新水平，充分调动会员单位在医药科技及管理领域的探索与创新工作的积极性，促进我区卫生健康科技成果转化，推进医院医、教、研和管理水平提升，宁夏医院管理协会自 2014 年起，制定了《宁夏医院管理协会优秀论文评选办法》《宁夏医院管理协会科技创新奖评选办法》，确定每两年开展一届优秀论文、科技创新奖的评审活动，协会自筹资金，对评选出的优秀论文及科技创新项目分一、二、三等奖进行奖励，迄今已完成四届。共评选出优秀论文 123 篇，科技创新奖 20 项（图 9-7）。

通过评审活动，繁荣学术交流、推动学科进步，促进原创型创新人才成长和科技进步，反映我区医院管理学术研究成果，充分调动医疗机构科技工作者工作积极性，促进创新人才成长，推进医院高质量发展进程（图 9-8）。

为褒扬先进，激励有为，调动各分支机构工作积极性，推动协会高质量发展，协会每年开展年度

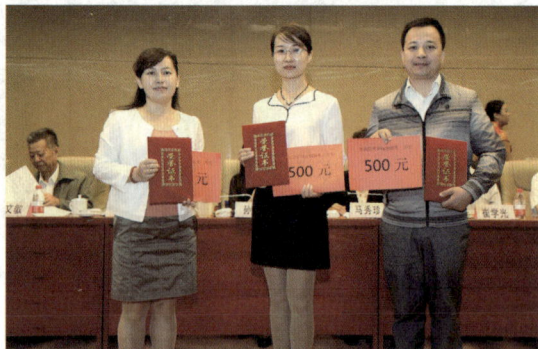

图 9-7　宁夏医院管理协会第二届科技创新奖
获得者颁奖现场

先进分支机构和优秀工作者评选活动，通过分支机构自评申请，协会召开年终总结会进行审查，择优选出工作成绩突出的先进分支机构和优秀工作者进行表彰奖励。

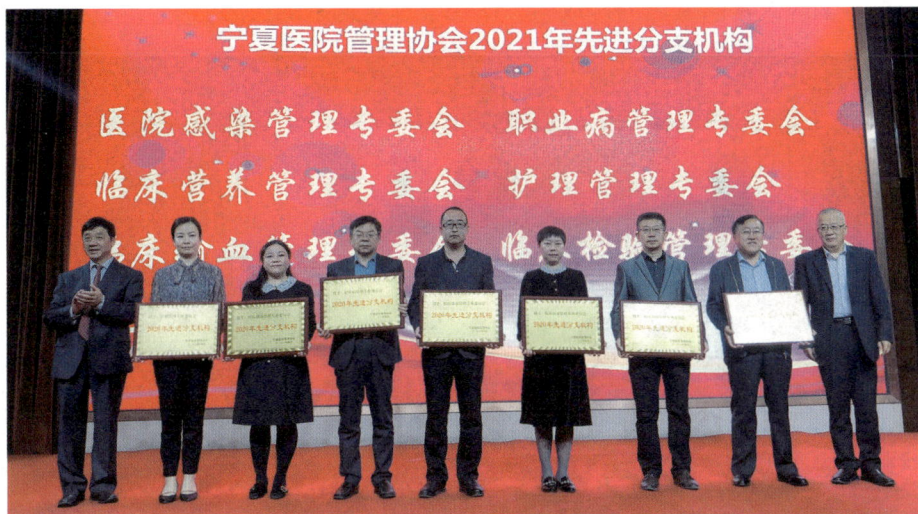

图 9-8　宁夏医院管理协会先进分支机构颁奖现场

第三节　丰富活动内容　展示会员风采

在开展医院文化建设活动中，协会会员单位及各分支机构也根据各自专业特点，创造积极向上的工作氛围，调动医务工作者的积极性、主动性和创造性，发挥示范引领作用，开展了一系列丰富多彩各具特色的活动。

一、护理技能竞赛暨全国女职工岗位创新技能大赛宁夏选拔赛

根据自治区"创双优"组委会《关于举办全区医疗卫生护理技能竞赛暨全国女职工岗位创新技能大赛宁夏选拔赛的通知》（宁创组〔2012〕8 号）精神，经五市卫生局和区直（属）医疗机构组织层层竞赛选拔，推荐出 16 支代表队，由宁夏医院管理协会组织，于 2012 年 8 月 30—31 日在亲水体育中心场馆一楼正式进行宁夏选拔赛决赛。

其中笔试满分 100 分，占总成绩的 30%。操作先考必考项目，每人必考 2 项，必考结束后再从 5 项中抽考 1 项，每项的满分 100 分。三项满分 300 分，占总成绩的 70%（图 9-9）。最终宁夏选派的三名选手在临床护理中获得全国大赛第五名的好成绩，体现了宁夏选手的实力。

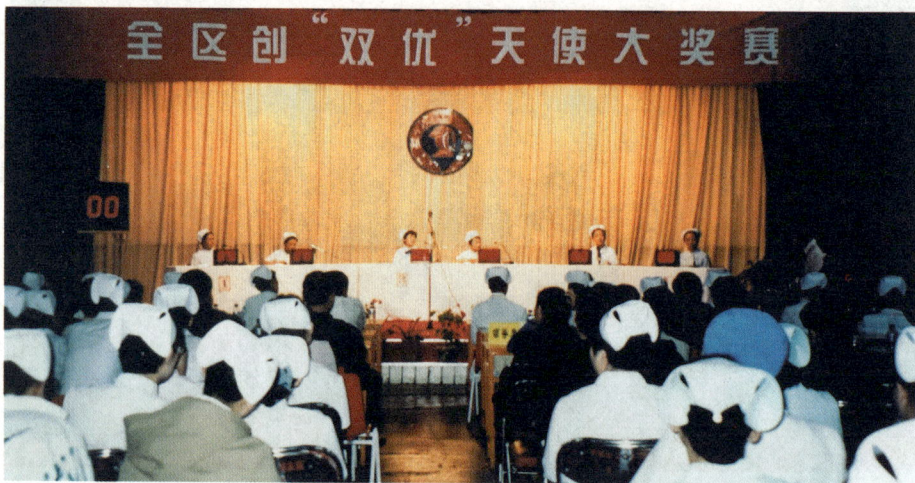

图 9-9   全区创"双优"天使大奖赛

二、"医植汇"杯青年药师风采大赛

2016 年宁夏医院管理协会药事专委会组织了全国药事专委会的执业药师大赛的宁夏赛区预选大赛。来自全区 5 个地市的 32 支代表队参加了比赛，本次大赛成绩由合理用药知识笔试 50 分和现场模拟答题 50 分两部分相加而成。现场模拟答题部分又包括处方审核、用药指导、用药咨询等三个环节（图 9-10）。

经过笔试预赛选出的 12 支代表队进入决赛。在决赛中，24 名选手激烈角逐，奋勇争先，最终宁夏医科大学总医院肿瘤医院代表队荣获团体一等奖。银川市第三人民医院和银川市第一人民医院 1 组分别荣获团体二等奖。吴忠市人民医院、银川市妇幼保健院、银川市第一人民医院 2 组分别荣获团体三等奖。获得团体一等奖的两名选手代表宁夏于 4 月下旬参加了西部地区在成都的比赛。

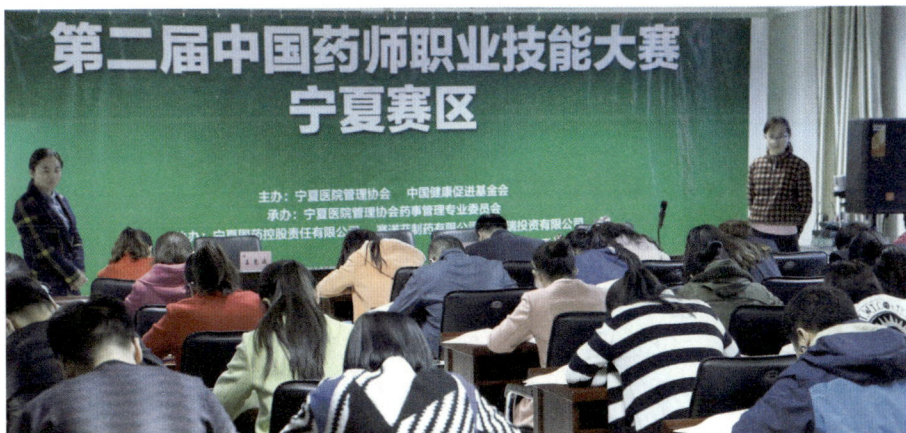

图 9-10　第二届执业药师大赛宁夏赛区现场

　　自 2018 年开始，协会药事专委会每年举办一届"医植汇"杯青年药师风采大赛，每年主题不同。如 2018 年 7 月，举办了全区首届"医植汇"杯青年调剂药师技能大赛，全区二级以上公立医院共选派出 15 支代表队参赛，共分处方审核、用药交代、用药咨询情景模拟三个环节，题型涵盖了常见药物的药理作用、药物的相互作用以及配伍禁忌等药学服务内容，通过大赛全面提升执业药师的技能服务水平，加快药学服务技术人才的培养，为全区人民的药品安全把好安全关。2020 年 8 月因为疫情，线上和线下举办了主题为"合理用药，科普先行"的"医植汇"杯微视频个人演讲大赛。会议采取线上线下相结合的模式。

　　据世界卫生组织调查，全世界的死亡病例约有 1/3 是由不合理用药造成的，合理用药的宣传工作刻不容缓。药事专委会高度重视科普工作的开展，长期致力于药学科普内容的制作和宣传，目前在微信公众号等平台处累计发布科普视频或文章百余篇。并不断激励药学人员充分整合和利用已有的科普资源，不断探索药学科普创新形式，创作优秀的药学科普作品，将通俗易懂、权威准确的安全用药科普知识传播给公众，不断帮助公众树立安全合理的用药意识。

　　2022 年，为响应习近平总书记"建设世界科技强国"的号召，实现《科学素质纲要（2021—2035 年）》全民科学素质服务高质量发展的目标，举办了第五届"医植汇"杯药学微视频科普大赛，在本次科普比赛活动中，银川市第一人民医院药学部在 23 个参赛作品中脱颖而出，王士挺荣获全区一等奖，杨贝、甘梦月荣获全区三等奖，王君、欧阳倩及王海艳荣获全区优秀奖。

三、凝心聚力，只争朝夕，乘风破浪，奋进前行

2020 年 10 月，院感专委会隆重召开了"凝心聚力，只争朝夕，乘风破浪，奋进前行"总结表彰会。2020 年对感控人而言是不平凡的一年，在这场没有硝烟的战场上，宁夏感控人与全国医疗同胞们并肩作战，不惧生死，勇往直前，他们不仅取得了全区医务人员零感染、患者零交叉感染的战绩，还将宁夏感控人使命必达的大医精神带出了国门。有付出，就会有收获，此次活动通过表彰全区感控工作中表现突出的集体和个人，营造行业争优评先的工作氛围，聚焦正能量，弘扬感控文化。

四、"致青春·爱院感"——第二届全区青年演讲比赛

2021 年，以区内五市为单位进行院感演讲比赛初赛，并向自治区院感质控中心推荐优秀选手参加 4 月份举办的以"致青春·爱院感"为主题的第二届全区青年演讲比赛总决赛，来自全区各市县分赛区的十二名选手脱颖而出参加比赛。演讲饱含了全区青年感控工作者的满腔热情，他们以精彩纷呈的形式讴歌青春，或热血澎湃，或质朴动人，掀起一波又一波的高潮。经过激烈角逐，成功推选一组选手(银川市妇幼保健院选送)参加全国感控青年演讲比赛总决赛，荣获全国二等奖。精彩纷呈的演讲，带给大家的不仅是听觉的享受，更是心灵的熏陶，留下的不仅是感动，更是鼓舞(图 9-11)。

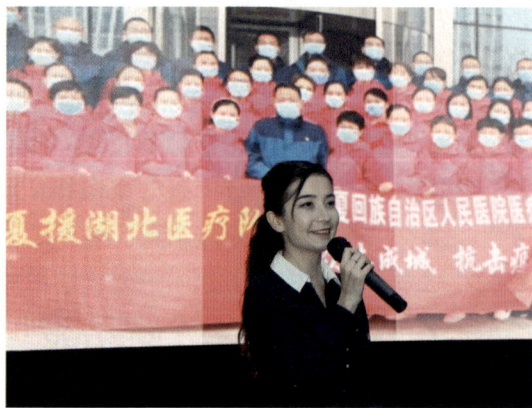

图 9-11 战"疫"故事演讲比赛

五、战"疫"故事演讲比赛及"最美战疫检验人"摄影展

新冠疫情暴发，广大检验人白衣执甲、逆行出征，冲在了新冠病毒核酸检测的第一线，全区检验工作者更是英勇奋战，上演了一幕幕可歌可泣的英雄赞歌。为了弘扬抗疫精神，协会临床检验专委会举办了战"疫"故事演讲比赛及"最美战疫检验人"摄影展。经过前期的筹备策划及现场各位参赛选手的激烈角逐，经评委无记名投票，最后共评选出战"疫"故事演讲比赛一等奖1项、二等奖2项、三等奖3项；"最美战疫检验人"摄影展一等奖1项、二等奖2项、三等奖3项。演讲比赛赛出了风格，赛出了水平，全面展示了全区检验人在支援武汉战疫及区内抗疫的感人事迹，摄影展从检验人的视角用照片阐释了检验人不一样的战疫风。

第四节　走访送真情　慰问暖人心

协会自成立以来，根据协会章程及自治区科协具体要求，牢牢把握协会的政治属性及服务属性，扎实推进自身建设，切实提升服务科技工作能力、服务创新驱动发展能力、服务党和政府能力以及自我发展能力。作为省级协会，始终尽职尽责，发挥平台优势，积极举办各级各类的管理专业学术会议，推动普及管理知识，做了大量卓有成效的工作，践行了为广大科技工作者服好务的初心和目的。同时力争当好科技工作者之友、建好科技工作者之家，竭诚为科技工作者做好事、办实事，为科技工作者创新提供坚强保障。激励大家坚持"创新争先、自立自强"，专注科研、创新攻关，加强科技成果转化，助力产业转型升级，在新征程上再创佳绩、再立新功。

经中国科协、科技部申请，国务院批复，同意自2017年起，将每年5月30日设立为"全国科技工作者日"（图9-12）。

为进一步鼓励广大科技工作者牢记使命责任，创新报国，加强对科技工作者的联系和服务，重视科技工作和人才队伍建设，进一步在医疗行业营造关心科技工作者、尊重科技工作者、尊重知识、尊重人才的良好氛围，在

2017 年 5 月 30 日——全国首个科技工作者日来临之际，会长崔学光带领协会人员赴宁夏医科大学总医院，对医疗行业老中青三代一线科技工作者孔凡元教授及贾绍斌、夏鹤春、王振海、马良宏等主任医师表示了节日的问候，并

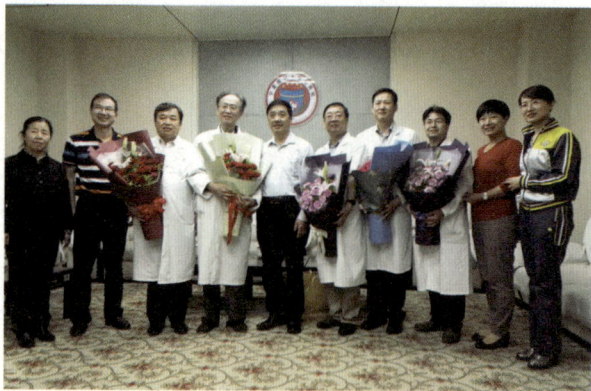

图 9-12 2017 年慰问一线科技工作者代表

赴家中看望了正在手术恢复期的老一代科技工作者陈淑兰教授。

2021 年 11 月 18—19 日，会长崔学光，副会长杨廷江、江洪、王龙成、赵正生，副秘书长韩建宁、薛红及协会工作人员携带 10 万余元的慰问品和慰问信，前往宁夏医科大学总医院、宁夏回族自治区人民医院、宁夏回族自治区中医医院暨中医研究院、宁夏回族自治区第四人民医院、宁夏回族自治区宁安医院、银川市第一人民医院、宁夏医科大学总医院心脑血管医院、银川市妇幼保健院、宁夏回族自治区中西医结合医院、银川国龙医院等 10 家医疗机构，慰问了 30 余天来奋战在防疫一线的医务工作者，向坚守岗位的医务人员表示崇高的敬意和衷心的感谢（图 9-13）。

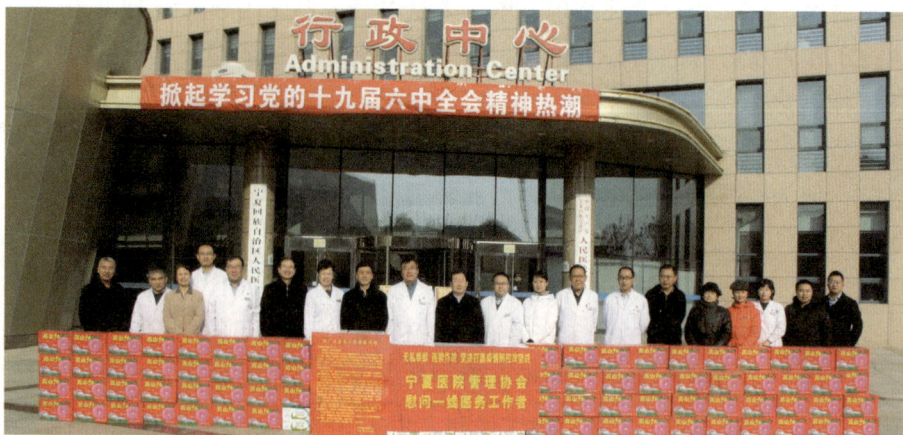

图 9-13 走访慰问 30 余天来奋战在防疫一线的医务工作者

2022年3月—5月上海疫情期间，协会为了表达对银川国龙医院上海分院全体科技工作者崇高的敬意和诚挚的问候，购买了米、面等6吨物资及慰问信，于5月10日专车运至上海，慰问坚守在抗疫一线的国龙医院上海分院全体医疗科技工作者，送去了家乡人民的问候，极大地鼓舞了医院全体医务人员（图9-14）。

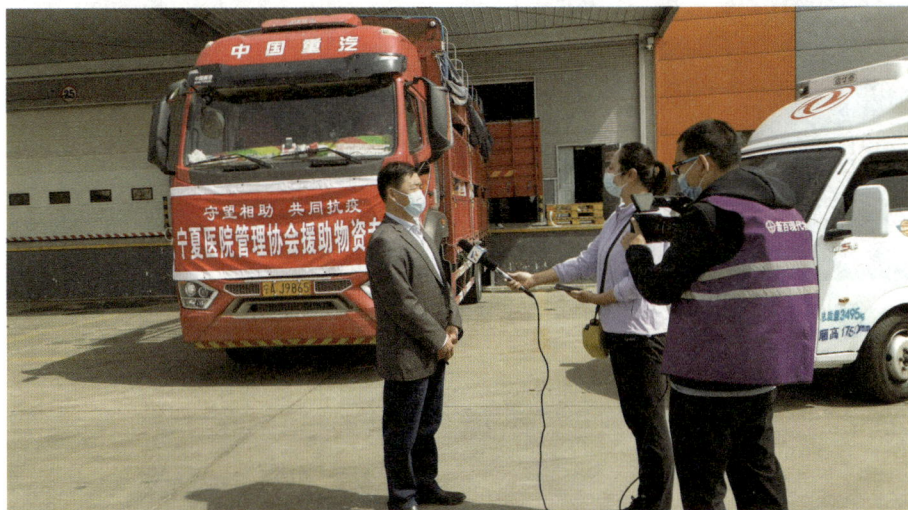

图9-14　慰问坚守抗疫一线的上海国龙医院全体医疗科技工作者

2022年5月30日，第六个"全国科技工作者日"，会长崔学光、副会长江洪及协会相关部门负责人走访了宁夏回族自治区宁安医院、宁夏回族自治区中医医院暨中医研究院、宁夏回族自治区人民医院、银川市第一人民医院及宁夏医科大学总医院，分别慰问了老一辈科技工作者代表陈淑兰教授及周玮、徐学兵、马军、童安荣、冶尕西、赵茜、朴文花、杜龙敏、许大庆、芦鸿雁、李锋、哈若水共13位长期奋战在医疗行业的中青年科技工作者代表，向他们表达节日的祝贺和崇高敬意（图9-15）。

在2022年9月20日宁夏突发本轮疫情以来，我区广大医务工作者利用国庆假期，顶着突变的寒冷天气，逆行而上，始终站在抗击疫情的最前线，守护着我区广大人民的身体健康和生命安全。协会各会员单位、分支机构24小时在岗，顶着突变的寒冷气候，进行核酸采集、检测，医疗救治工作（图9-16）。协会于10月5日—6日，累计采购保暖冲锋衣300件，通过自治区卫健委机关党委，向奋战在疫情一线的医务人员送去了温暖、问候及崇高的敬意！

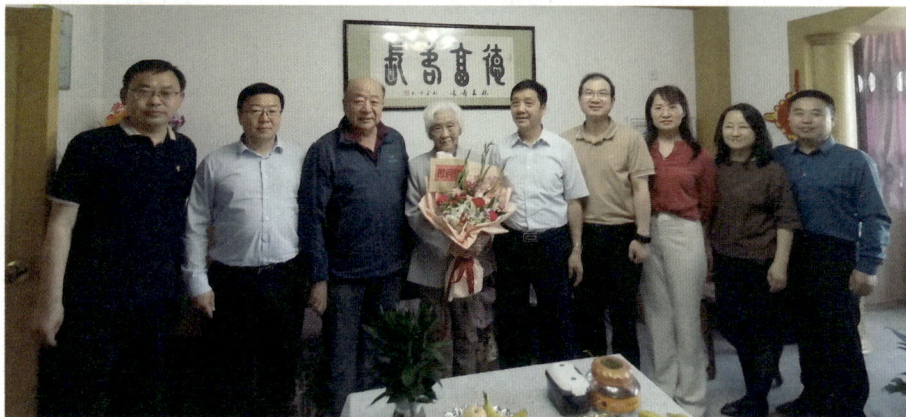

图 9-15　第六个"全国科技工作者日"，慰问老一辈科技工作者陈淑兰教授

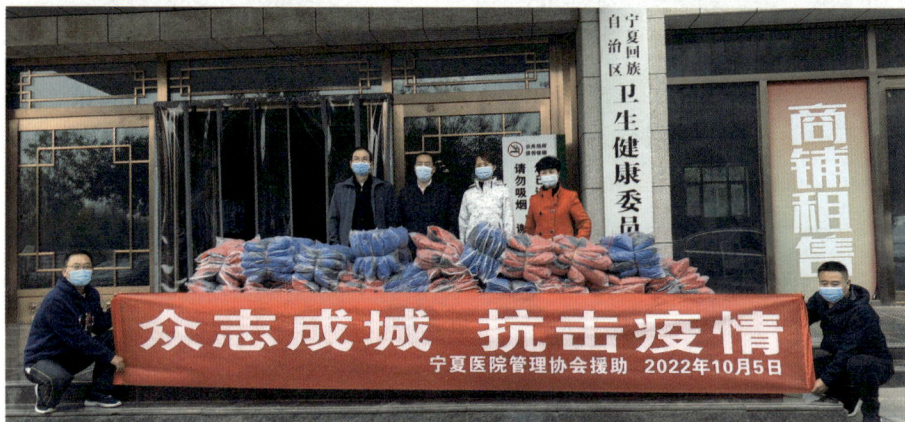

图 9-16　疫情期间采购保暖冲锋衣 300 件，向奋战在疫情一线的
医务人员送去了温暖、问候及崇高的敬意

风雨历程

第十章

践行使命担当 绽放抗疫风采

2020 年春节前夕，一场突如其来的新冠病毒疫情席卷全球，国家有难，匹夫有责，疫情就是命令。宁夏医院管理协会按照自治区党委政府的统一部署，积极响应自治区民政厅和自治区科协对社会组织和行业协会发出的号召和要求，认真履职，勇于担当、主动作为，积极开展宣传发动、及时发布政策动态、防控工作措施、捐款捐物、慰问一线医务工作者、及时报道先进事迹等，为战胜新冠病毒疫情贡献了协会的力量。

第一节 敢于直面疫情 彰显责任担当

一、及时发声 责任担当

协会通过自身微信公众号平台、微信群等渠道向会员及时做宣传贯彻，发出倡议，促进相关要求迅速落地。疫情期间共转发相关文件、科普类文章 200 多篇。

二、送去慰问 提振信心

协会及时了解奋战在一线医护人员的思想动态、感人故事，发布《致全区会员单位及广大医务人员慰问信》。协会党支部、工作人员都积极响应本单位的号召进行了捐款捐物。在 2020 年"三八"妇女节到来之际，协会工作人员马竹兰老师给宁夏回族自治区第四人民医院女职工捐赠了 108 个不锈钢保温饭盒，价值 3000 余元。

2021 年 11 月，协会慰问了宁夏医科大学总医院、宁夏回族自治区人民医院、宁夏回族自治区中医医院暨中医研究院、银川国龙医院、宁夏回族自治区宁安医院、宁夏回族自治区第四人民医院、宁夏回族自治区中西医结合医院、宁夏医科大学总医院心脑血管医院、银川市妇幼保健院、银川市第一人民医院等银川地区十家医院一线医务工作者。

2022 年 3—5 月上海疫情期间，协会为了表达对银川国龙医院上海分院全体科技工作者崇高的敬意和诚挚的问候，购买了米、面等 6 吨物资及慰问信，于 5 月 10 日专车运至上海，慰问坚守在抗疫一线的医院全体医疗科技工作者，送去了家乡人民的问候，极大地鼓舞了全体医务人员。

三、线上宣传　激发斗志

协会与宁夏健康网合作，发起征集白衣战士抗击疫情的事迹活动，在宁夏健康网开辟专栏进行发布和展示，总结宣传报道白衣战士感人事迹，向社会传播，传递正能量；为促进守望相助，增强信心，协会利用自身网络公众平台开辟抗疫新闻报道专栏，及时总结报道白衣战士抗疫英雄故事。

四、多措并举　方便群众

为方便广大群众就医咨询，协会及时向社会公布会员单位宁夏医科大学总医院、宁夏人民医院、宁夏中医医院暨中医研究院、银川市第一人民医院、宁夏第五人民医院、固原市人民医院等线上问诊电话。宁夏宁安医院心理咨询免费线上咨询电话；银川市妇幼保健院孕妇学校平台，手机APP 线上直播，便于我区群众及时问诊。

五、知难而进，勇担责任

在抗疫战斗中，协会各专委会发挥各自专业特点，积极行动、勇于担当。在新冠疫情肆虐面前不退缩，逆行而上，知难而进，以高昂的斗志应对这场战"疫"，谱写了一曲曲感人的事迹。

（一）职业病专委会主任委员、宁夏第五人民医院院长田炜宁作为医院抗疫总指挥，针对医院实际，仅用一大时间完成医院隔离病区改造；动员并带领专委会及医院共 56 名医务人员主动请缨参加了宁夏援鄂医疗队。

抵达襄阳后，田炜宁与前方指挥部成员夜以继日地起草拟定了队员管理及考核评价制度、物资管理制度、信息上报和宣传报道制度等10余项制度规范，使医疗队各项工作有规可守、有章可循。他通过上级文件、网络等多种渠道收集整理最新的疫情信息、诊疗方案等，及时推送给医疗队员。要求医疗队员树牢战时意识，严守战时纪律，积极主动学习疫情防控知识，熟练掌握医疗救治方案、应急防控程序、方法和注意事项，坚决贯彻落实好疫情防控各项工作举措，提高防范意识和应急处置能力，把各项工作做得更实，把各项举措落得更细。针对湖北襄阳市医疗设备短缺的情况，他们积极联系，通过"大爱清尘中国呼吸健康领域公益基金会"向襄阳的四家医院捐赠了凝聚着大爱清尘基金会和宁夏人民的深情厚谊的35台鱼跃式双水平呼吸机及面罩。捐赠的稀缺物资助力宁夏和襄阳人民共同早日打赢这场防疫歼灭战，圆满完成了在湖北襄阳的抗疫工作。秘书长轩杰除了进行诊疗工作，还协助院感科对重要环节如新冠感染院区的检验员、CT技师、门卫、保安、保洁员、厨师、配餐员、生活老师等进行了2场次的有针对性的培训及督导，达到了提升全员意识，全员参与落实防控的积极效果。

（二）医院感染专委会号召各会员单位感控团队，迅速开展各医院感染防控工作，对医院门急诊预检分诊、发热门诊和疑似留观病房进行实地督查。对临时改造的应急留观病房的建筑布局及流程进行改造，有效地减少了交叉感染的风险。对医院及所辖区域内社区卫生服务中心医务人员进行了穿脱防护服、消毒隔离和医疗废物处置等防控知识的培训，主任委员杜龙敏尽职尽责，在疫情严峻时期，进驻宁夏第四人民医院夜以继日地督导医院感控工作。

（三）临床营养专委会积极号召各会员单位在疫情中注重患者及医务人员营养支持，主任委员赵茜主动进驻宁夏第四人民医院，除了负责新冠合并糖尿病患者的诊疗和重症患者营养支持治疗外，还将中华医学会、中国营养学会对一线医务工作者的营养指南与宁夏第四人民医院的实际情况相结合，为院方提供了《抗疫一线医护人员饮食营养需求建议》。

（四）护理专委会号召各医院迅速启动人力资源调配应急预案，组建了医院疫情防控护理应急小组，及时启动人力资源调配应急预案，确保护理人力高效调度运转。

（五）临床检验专委会组织动员各级医疗机构通过微信等形式加强科普宣传，为专业及非专业人士、学生提供科学疫情防控的指导。多名志愿者主动加入院内外的志愿者服务活动中，他们不畏严寒，不辞辛苦，志愿为进出医疗机构、高速路出入口各小区的人员进行体温测量工作及入户排查工作。2022 年 9 月 25 日—10 月 29 日，临检专委会抽调检验工作者 20 人组成临时检测分队，奔赴海原县进行核算检测，35 天的时间内，共完成海原县、中宁县的新冠病毒核酸检测标本 182 192 管，检测人次达 300 余万，承担的检测量超过了海原县全部检测量的 60%，为海原县疫情防控作出了突出的贡献。

（六）民营医院专委会积极号召全区各社会办医机构积极投身抗疫战线，全区 100 余家社会办医疗机构参加了全区各交通卡点、社区、隔离宾馆等地的预检分诊及体温检测工作。共组织了 22 个慰问组，派出 57 人，到社区、疾控部门、派出所、交通要道检测点等 137 个抗疫点、单位、部门进行了慰问。银川国龙医院在银巴高速路口检测疫情，派放射科业务骨干到银川市临时急救医院工作。派出多名医务人员到各社区采集样本。上海国龙医院在 2022 年上海疫情爆发期间，在党委书记郭龙的带领下，全院医务人员坚守医院 3 个多月，不顾个人安慰，舍小家顾大家，为上海浦东防控疫情做出了重要贡献。

（七）药事专委会在抗疫期间积极调控药物资源，最大程度地满足市场需求，保障药物供应，分析和评估用药风险，并提供咨询与指导。建立药品遴选制度，审核临床科室申请的新购入药品，调整药品品种，申报医院制剂。积极参与，主动奉献，为打赢抗疫攻坚战提供了强有力的助力。

（八）临床输血专委会在疫情期间，加班加点连续作战，制定和负责临床用血的规范化管理和技术指导制度，积极配合各大医院，监督和检查合理科学用血，做到疫情期间用血零失误。合理完善医院输血工作计划，为疫情期间用血提供一线保障。

其他专委会工作人员也都积极参战，在各自工作岗位上积极进行疫情防控工作。

第二节　舍小家顾大家　事迹催人泪下

在战"疫"对抗中，协会和各会员单位拧成一股绳，响应党的号召，勇于承担责任，在新冠疫情面前不退缩，逆路而行，以高昂的斗志来应对这场战"疫"，以坚守的精神来应对这场战"疫"，以科学的方法来应对这场战"疫"。协会会员在抗疫行动中，涌现出了许多感人事迹，他们用灵魂书写着简单却又动人的故事；他们用笔记录下了当时的一幕幕真实故事，可歌可泣，催人泪下。

一、宁夏抗击新冠疫情的守门人——记医疗质量专委会主委周玮

一场疫情，巨石般砸入人们原本平静有序的生活。疫情面前，一声令下，无数医务工作者奔波在防控的一线，各个战场处处冲锋，筑起了一道道牢不可破的铜墙铁壁。在这场没有硝烟却异常惨烈的斗争中，共产党员们纷纷挺身而出。宁夏医院管理协会医疗质量专委会主委周玮是宁夏医科大学总医院的副院长、呼吸科主任医师，他临危受命，担负起自治区新冠病毒感染诊疗专家组组长的重任，带领团队展开了一场同时间赛跑、与病魔较量的斗争。

从接到任务的那一刻，凭借有着 26 年医疗工作经验的周玮，以敏锐、果敢和严谨的科学态度，连夜组织起草了宁夏新冠病毒感染诊疗专家组工作制度和工作流程；身先士卒，第一时间进驻宁夏第四人民医院指导临床诊疗工作，每天从清晨 7 点开始，就要到隔离病房逐一进行常规查房，紧接着对每一例病例进行全面深入分析讨论，制订详细具体的诊疗方案。每天白天诊治确诊患者，晚上会诊疑似病例，干到凌晨已经司空见惯。

随着确诊病例的增多，本土病例增多，防控形势的复杂化，周玮申请成立了由 5 个小组组成的自治区新冠病毒感染筛查专家组，他担任组长，在此基础上建立了县 – 市 – 区三级专家联防体系，开始承担着全区各地市发现的可疑病例的会诊工作。远程视频的两端，传递的不仅是知识，也是

温暖，更是同舟共济的家国情怀和赤子之心。一个多月的时间，筛查专家组会诊筛查病例 1000 余例，周玮几乎跑遍了宁夏所有的市和重点县。

二、逆风行无畏　家书寄深情——职业病专委会主委田炜宁家书

"亲爱的爸爸：您好！从来没有想过我们会以这样的方式进行沟通。自疫情暴发以来，您就一直坚守在医院的岗位上没有回过家，医院是抗'疫'的主战场，医生是抗'疫'的主力军，身为医生的女儿，我完全理解您并为之感到自豪，直到那天您告诉我，您要去襄阳参加援湖北医疗队，我的心里开始不解、担忧、感动、自豪，百感交集。今天给您写下这封信，表达我内心对您深深的爱。"

这是宁夏大学大二学生田凯怡写给"逆行者"父亲家书的起笔，在写这封信时，虽然她与父亲只有 20 多天没见过，但在她的感觉里却是一段漫长的时间。

她的父亲田炜宁是自治区政协委员，自治区第五人民医院院长、九三学社石嘴山市委会主任委员。2020 年 2 月 12 日，作为宁夏支援湖北医疗队前方指挥部成员、医疗保障组负责人和宁夏第三批支援湖北医疗队领队，他带领队员义无反顾地踏上了援鄂的征程。

"亲爱的女儿：你的来信收到。我在襄阳工作的每一天都十分紧张忙碌，可闲暇之余每每想起你和妈妈，心里都十分感动和温暖，你们是我的心灵家园和坚强后盾。我在这里一切都好，疫情形势正在向好的一面发展，出院患者越来越多，现在正是疫情防控的关键时期，行百里者半九十，相信我们很快就能够取得这场战役的最终胜利，请你和妈妈放心，我们一定平安归来，我们一家很快将会团聚。

今年春节这场突如其来的疫情让我们失去了一个能够团圆欢聚的时光。但在凶险的疫情面前，身为医务工作者，能够尽自己的一份绵薄之力，将是我一生的荣幸，这段经历值得我回忆和骄傲一生。在当下疫情蔓延的关键时刻，华夏文明，同脉同根，我们有责任与湖北人民、襄阳人民站在一起，共克时艰，共渡难关。我们不是从天而降的英雄，只是挺身而出的凡人，爸爸选择做一名'逆行者'，没有觉得自己有多伟大，有多了不起，只是医生的职业精神就是如此。在生命面前，在民族危难之际，爸爸不过

是万千医务人员中的一位，在用自己的所学做着力所能及的事情，这既是我们每一个医务工作者的职责所在，也是我们的使命担当。

女儿，你还没有去过武汉，这里有美丽的樱花，有雄伟的黄鹤楼，还有好吃的热干面。襄阳，也曾是金庸大师笔下的大侠郭靖抗金的地方，等疫情结束，爸爸一定带你和妈妈来看看这座英雄的城市。没有一个冬天不会过去，没有一个春天不会到来，我们一起期待冬尽春来，战疫必胜。立春已过，暖意将至，望疫情尽快解除，与我亲爱的女儿早日相聚！"

随着疫情的蔓延、扩散，党和国家号召医务人员支援湖北。面对凶险的疫情，田炜宁不顾个人安危，主动请缨要求奔赴前线。在他的影响下，医院职工踊跃报名参战，在很短的时间里迅速组织了两批医疗队支援武汉。

三、做医护人员的"第三只眼"——记医院感染管理专委会主委杜龙敏

作为宁夏首席院感专家、自治区医院感染质量控制中心主任、银川市第一人民医院院感保健部部长杜龙敏，从国家通报新冠疫情开始，就奋战在疫情防控一线，改进医院布局、规划工作流程、创造最优防护方案，她就像医护人员的"第三只眼"，为医护人员在疫情救治一线安心工作筑起安全屏障。

2020年1月22日，杜龙敏接到国家卫健委的紧急电话：请各省份院感专家组成国家卫健委新冠肺炎防控专家组，督查各省份院感防控工作筹备情况。杜龙敏连夜奔赴新疆，到当地各医疗机构的发热门诊、门急诊预检分诊、疑似留观病区、隔离新冠病毒感染患者收治医院，对各项防控措施的落实和医务人员防护工作等进行督导检查。

1月24日23时，杜龙敏刚从新疆飞回宁夏，没睡几小时，第二天一早又赶往自治区第四人民医院参加宁夏新冠病毒感染疫情会诊及督导工作，深入医院隔离病区查看和指导医院感染防控措施。

进入2月，疫情高发，银川市第一人民医院每天要接诊数十名疑似患者。面对激增的隔离留观患者数量，医院在36小时内将公交公司改造成发热患者首诊隔离点，杜龙敏和同事也按照办公民用楼改为符合国家规定的具备实操功能的传染病房，安全收治200多名隔离留观患者。

2020年4—5月，杜龙敏作为中国抗疫医疗专家，临危受命，远赴沙特、

科威特两国，深入 20 个疫情防控机构、新冠病毒感染隔离医院现场指导，参加 24 场经验分享，对中资机构、华人华侨、留学生开展防控知识讲座和技能培训。

杜龙敏说："在这场疫情防控战斗中，预防是第一位的。我们必须时刻警惕，睁大院感防控的'第三只眼'，才能打赢疫情防控阻击战。"

四、抗击新冠病毒　宁夏营养人在行动——记健康科普专委会副主委刘福清

一场突如其来的疫情搅乱了团圆的气息，年味瞬间被紧张、集结、驰援所取代。"召必回，战必胜"，2020 年 1 月 28 日，临床营养专委会专家、宁夏临床营养质控中心专家委员、宁夏第五人民医院科教科科长、主任医师刘福清与 137 名医疗队员，成为宁夏驰援湖北的第一批医疗队伍。

抵达湖北后，1 月 31 日刘福清主任被安排到了襄阳市枣阳市第一人民医院，他们所处的医院是一家三级医疗机构，为当地收治新冠病毒感染的定点医院，当时医院收治 70 多名确诊患者，近百名疑似患者。

刘福清主任到岗后，用最短的时间去熟悉环境，熟悉患者，按照各项诊疗流程、感控流程与时间赛跑。

新冠肺炎患者，特别是危重症患者由于发热、感染、机体处于高代谢、高炎性反应状态，存在营养状况差，体重下降，免疫力受损，甚至出现多器官衰竭的现象。面对如此严峻状态，刘福清主任心情非常沉重，他清楚地认识到此时营养支持治疗对这些患者非常重要！营养支持治疗可以帮助改善患者的营养不良状态，减少感染等并发症的发生和发展，增强各种治疗的效果，加速患者康复。

刘福清根据新冠病毒感染诊疗方案，结合患者的营养评估方案，及时与 MDT 诊疗团队沟通，形成中医中药、临床营养、心理治疗等多学科协作治疗的综合和个体化治疗方案，促进患者康复。

疫情期间的肠内营养支持治疗存在诸多的困难，刘主任看在眼里、急在心上，他与诊疗团队反复商讨，为了保障患者能够得到高蛋白、大量维生素的营养补充，刘福清主任带头捐出了自备及配发的营养品，如蛋白粉、营养包、牛奶和水果等，医疗团队的同事们也纷纷捐出了自己的营养物资。

并由医院食堂配合实施，尽量解决患者的营养相关问题。

经过大家的共同努力，患者得以快速康复，按标准逐渐痊愈出院。刘福清主任和同事们看到了患者久违的笑脸，感受到了湖北人民的热情与感激，更坚定了战胜病毒的信心。

五、疫情无情人有情 营养支持抗新冠——记临床营养专委会主任委员赵茜

2020 年 1 月 28 日晚 11：45 自治区人民医院紧急电话通知，要求作为专家组成员于 29 日上午 9 点进驻宁夏唯一收治确诊病例医院——自治区第四人民医院应战。

2 月 1 日，临床营养专委会主任委员赵茜接到电话，需要抽调自治区人民医院一名营养医师到自治区第四人民医院参与抗疫工作。"主任，我是党员，我可以去""主任，我没有孩子需要照顾，我也可以去"，得知消息后，科里几个年轻营养医师纷纷表态。"谢谢大家！你们都是好样的！我是党员，既是临床医生又是营养医师，并且抗击非典时我就在急诊和发热病房一线工作，有过抗疫经验，我去最合适！"

2 月 2 日入驻第四人民医院专家组后，赵茜主任充分发挥专业特长，并现场指导毫无经验的配餐员开展糖尿病治疗膳食、称重膳食，为糖尿病患者饮食、营养与降糖治疗一体化方案的实施奠定了基础。她身兼两职，将内分泌专业与临床营养紧密结合，为危重的糖尿病患者保驾护航；为重症患者实施肠内营养支持治疗，帮助患者渡过难关。

宁夏医科大学总医院临床营养科所有人员在接到抗疫通知后第一时间到岗，大家踊跃报名参加医院各种志愿者、后备队，做好营养科普宣传，为总院抗击疫情做力所能及的工作。

妇幼人群是特定人群，更是脆弱群体，孕产妇由于特殊生理状况，免疫系统承受自身和外在双重压力，更需要科学合理地安排居家饮食生活，良好营养能有效保障机体免疫功能发挥作用，增强抵抗病毒感染能力，银川市妇幼保健院营养科针对服务对象孕产妇在疫情期间隔离不能获得及时的产检和营养知识的宣教，利用孕妇学校平台，通过手机 APP 开通线上直播课程，为孕产妇讲授孕期营养，以及在疫情期间进行更有效的居家膳食

营养指导，传授科学有效防护知识，线上互动答疑，帮助孕产妇合理膳食营养，稳定孕产妇情绪，增强战胜疫情的信心，参加线上直播课程的孕产妇有 394 人，营养科医生利用上门诊的时间为近 100 孕产妇提供孕期营养咨询指导，做好营养工作，为孕产妇保驾护航，也在关键时期体现营养工作的意义和价值。

六、漫漫长夜　总有微光——记临检专委会主委李锋

2022 年 9 月 25 日，临检专委会在接到自治区卫健委的命令后，组织队员经过简单的收拾，星夜兼程，向中卫市海原县出发。

本次自治区疫情防控指挥部支援海原县核酸检测团队队长就是由李锋担任。在海原县委县政府、海原县卫健局的协助与配合下，他跑遍了整个海原县，辗转了三四个地方，经过全面的比较、调查、评估，最终决定征用海原县中医医院新筹建的 PCR 实验室作为自治区疫情指挥部支援海原县的核酸检测基地。紧接着，就是实验室的场地改造、流程规划、检测系统性能验证、专业人员上岗培训、仪器比对和室内质量控制等工作，并负责协调对采样前处理、辅助人员培训、院感、物资供应、信息系统保障的工作，小到加样枪、离心机，大到试剂冰箱、仪器设备的安装调试，他都要联系保障，紧急调配，亲自确认。经过他整整 30 多个小时不眠不休的紧张筹备，终于在 9 月 26 日下午 6 时的限定时间内，新筹建的新冠核酸检测基地能基本投入使用了，这为顺利开展海原县新冠核酸全员筛查赢得了宝贵时间。

日复一日持续高强度的工作开始累得我们眼睛疼、胳膊疼、手疼、颈椎疼、腰疼……防护服一穿就是 8 个小时，不能上厕所不能喝水。有的人对橡胶手套过敏，起了厚厚一层疹子，起了退，退了起，反反复复，手上的皮肤几乎没有一块完整的地方；有的人风湿病犯了，腿疼到不能走路，每轮工作结束得靠着别人搀扶才能走出实验室。

在李锋的带领下，这支新组建的团队经受住了考验。核酸检测队伍在不断地快速磨合过程中逐渐成熟，他们负重前行，日夜坚守，不辱使命。从 9 月 25 日到 10 月 29 日，35 天的时间内，共完成海原县、中宁县的新冠病毒核酸检测标本 182 192 管，检测人次达 300 余万，承担的检测量超过了海原县全部检测量的 60%，为海原县疫情防控作出了突出贡献，高

效准确的核酸检测工作也赢得了自治区及海原县疫情防控指挥部的高度赞许。

在抗疫期间，催人泪下的感人事迹还有许多，协会只是根据各专委会推选的典型事例进行了节选，他（她）们的事迹代表了千千万万白衣天使在抗疫期间的真实表现。

第十一章

风雨历程

誉望所归　硕果累累

　　宁夏医院管理协会经过 20 年的风雨历程，从几十名个人会员发展到 1096 名个人会员，几十个团体会员发展到 127 家团体会员，分支机构发展到 15 个。经过理事会和全体理事、会员的共同努力，励精图治，积极作为，为宁夏社会经济建设作出了应有贡献，得到政府有关部门和社会的广泛认可，取得多项荣誉（图 11-1）。

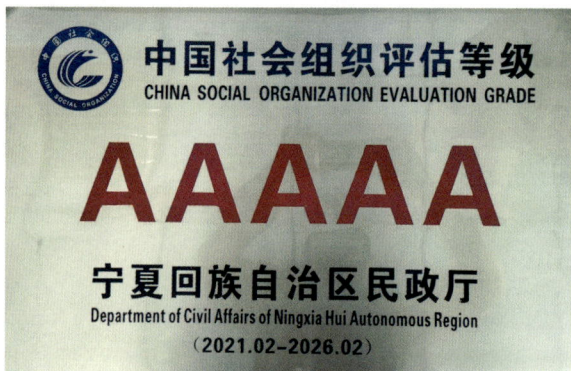

图 11-1　2021 年被评估为国家 5A 级社会组织

　　2021 年再度被评为国家 5A 级社会组织。这是继 2012 年被评为 5A 以来第二次获此殊荣。

　　2015 年被自治区民政厅评为履行社会责任的优秀社会组织。2013、2015、2016、2018、2019、2020、2021 年 7 次被自治区科协评为全区先进学会（图 11-2 ～图 11-8）。

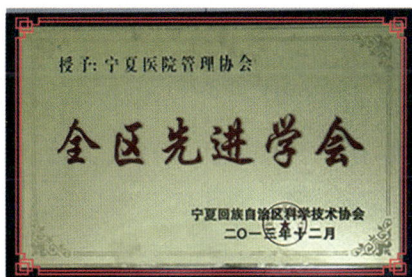

图 11-2　2013 年全区先进学会

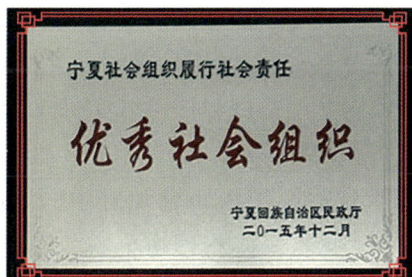

图 11-3　2015 年履行社会责任优秀社会组织

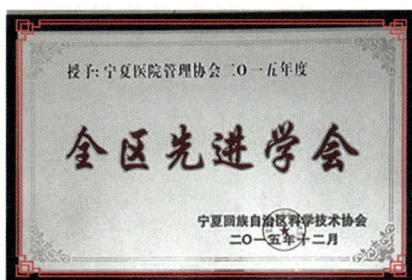

图 11-4　2015 年全区先进学会

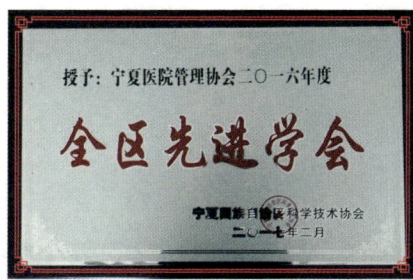

图 11-5　2016 年全区先进学会

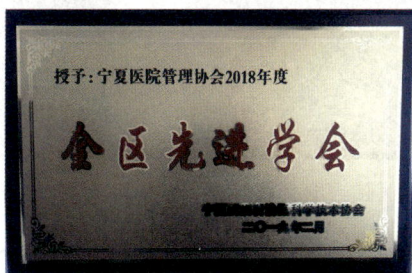

图 11-6　2018 年全区先进学会

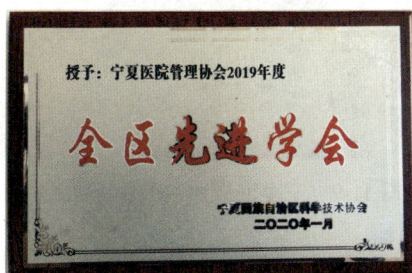

图 11-7　2019 年全区先进学会

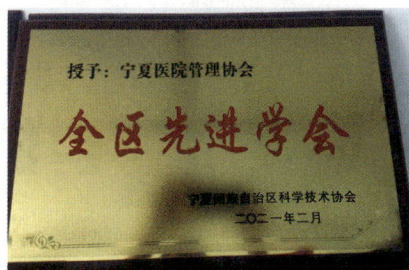

图 11-8　2021 年全区先进学会

2016 年，宁夏医院管理协会马竹兰被评为全区学会优秀工作者。2019 年，崔学光会长荣获自治区科协全区学会优秀工作者。2020 年，韩建宁副秘书长荣获自治区科协全区学会优秀工作者。

在 2019 年 4 月 12 日 -13 日西安"中国医院管理者西部峰会"上，宁夏回族自治区中医研究院暨中医医院当选为西部"十佳优秀单位"（图 11-9），宁夏医院管理协会职业病专委会主任委员、宁夏第五人民医院院长田炜宁当选为"西部十佳优秀院长"（图 11-10）。

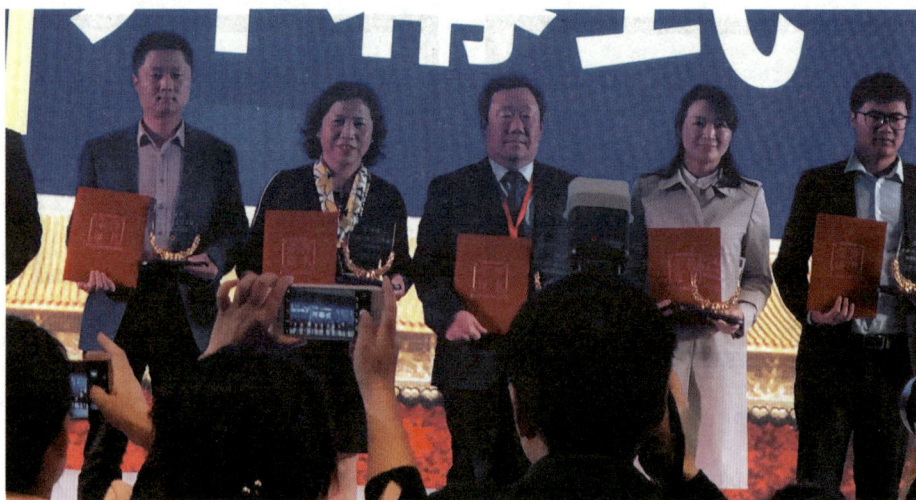

图 11-9　宁夏回族自治区中医研究院暨中医医院当选为西部"十佳优秀单位"

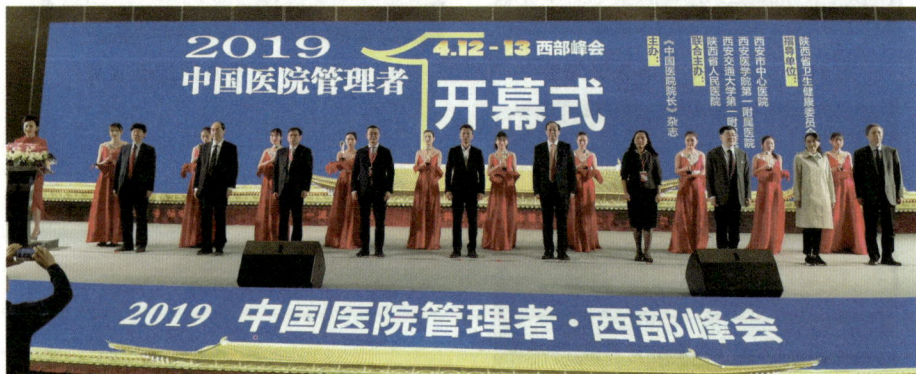

图 11-10　宁夏第五人民医院院长田炜宁当选为"西部十佳优秀院长"

2019 年 11 月 22—24 日在山西太原，由中西部十二省区医院协会共同组织和举办的"首届中西部十二省区医院大会"，大会前期组织了庆祝中华人民共和国成立 70 周年"讴歌新时代 再续新篇章"中西部十二省区医院协会首届"恒瑞杯"全国征文大赛，宁夏医院管理协会组织推荐74 篇参赛作品，最终 16 篇获奖。宁夏第三人民医院王子鹤的《不忘初心砥砺前进》荣获诗歌二等奖，宁夏医科大学总医院心脑血管病医院马晓彦的《一个人的初心 一群人的使命》、解放军九四二医院张蓓的《"无悔"奏响的青春主旋律》及宁夏医院管理协会霍秀明的《愿将年华赴漪涟——一名乡村医生的初心》分别荣获诗歌、散文类三等奖。固原市原州区人民医院王红红，石嘴山市惠农区人民医院李东泽，中卫市沙坡头区人民医院张佳乐、赵丽红、童艳华、陈旭云、陈桂英、秦亚楠，石嘴山市第一人民医院史立红，宁夏第三回族自治区人民医院张文莉、于晶，宁夏医院管理协会霍秀明等分别荣获散文集诗歌类优秀奖（图 11-11）。

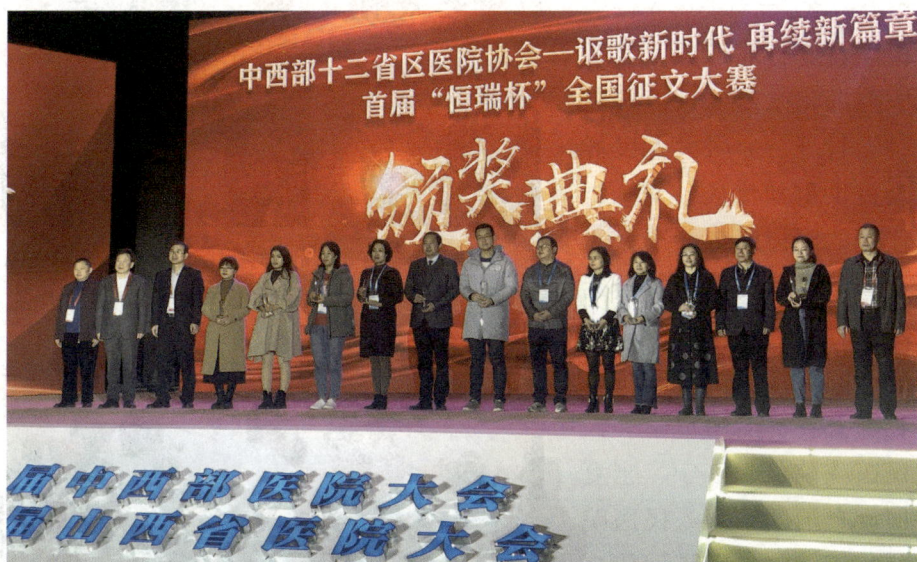

图 11-11 "讴歌新时代 再续新篇章"中西部十二省区医院协会首届"恒瑞杯"全国征文（诗歌）征文大赛，宁夏医院管理协会组织推荐 74 篇参赛作品，最终 16 篇获奖

2021 年 6 月 30 日晚，由宁夏科协社会组织党委主办，宁夏品牌研究会等多家学会党支部承办的庆祝中国共产党成立 100 周年主题文艺演出

暨全区学会"两优一先"表彰会在银川玉皇阁文化广场举行。会上表彰了全区学会优秀共产党员 7 名、优秀党务工作者 14 名和先进基层党组织 5 个。宁夏医院管理协会党支部书记崔学光荣获全区学会"优秀党务工作者"殊荣。宁夏医院管理协会党支部，以习近平新时代中国特色社会主义思想为指导，坚持以政治建设为统领，积极开展"五强五促""党建强会""智惠行动"等主题实践活动，在推进科技经济融合、构筑学术交流新高地、科技志愿服务、科普服务高质量发展等方面取得了优异成绩（图 11-12、图 11-13）。

中国医院协会开展优秀医院院长及突出贡献奖评比表彰活动是《中国医院协会章程》规定的业务范围之一，是经国家卫生计生委和全国评比达标表彰工作协调小组批准保留的评比表彰项目。该活动自 2002 年起每两年举办一次，旨在表彰先进，树立良好行业形象，鼓励医院深化改革创新，实施科学管理，为广大人民群众提供更加优质、安全、便捷的医疗服务。迄今为止，宁夏医院管理协会近年推荐当选的优秀医院院长分别为银川国龙医院院长郭龙、石嘴山市第一人民医院院长朱江宁、宁夏回族自治区第五人民医院院长田炜宁、宁夏回族自治区中医医院及中医研究院院长王龙成。

2021 年，向中国医院协会推荐"2021 年中国医

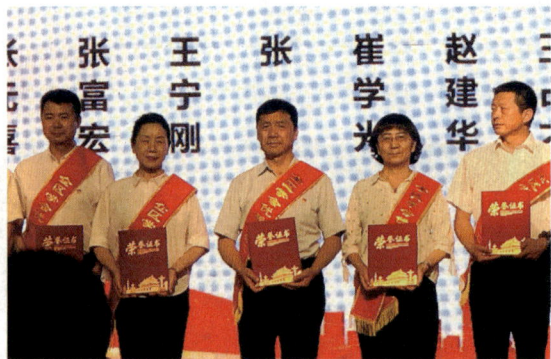

图 11-12　建党百年之际，宁夏医院管理协会党支部书记崔学光荣获全区学会"优秀党务工作者"殊荣

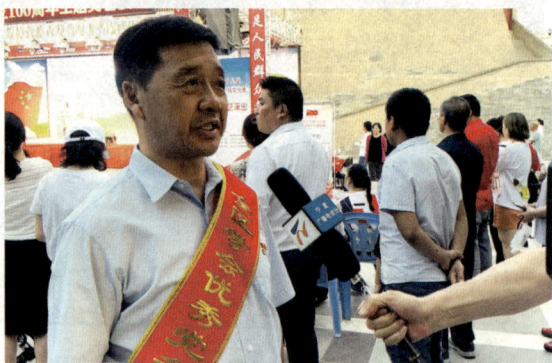

图 11-13　宁夏医院管理协会党支部书记崔学光作为优秀党务工作者代表接受采访

院协会医院科技创新奖项"，共推荐四项，其中宁夏人民医院吕金捍等完成的《一院多区一体化治理体系的构建与应用》项目荣获中国医院协会"医院管理创新成果奖"。

协会马竹兰老师自2001年宁夏医院管理协会成立就在协会工作，近20年来，马竹兰老师在工作上兢兢业业、踏踏实实、勤勤恳恳、任劳任怨，从不计较个人得失，各项工作均是想在前，干在前，充分起到了模范带头作用。经宁夏医院管理协会办公会研究、常务理事会讨论通过，授予马竹兰老师宁夏医院管理协会"突出贡献奖"荣誉称号（图11-14）。

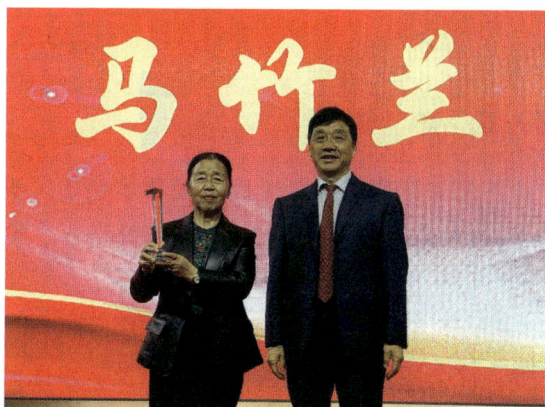

图11-14 授予马竹兰老师宁夏医院管理协会"突出贡献奖"荣誉称号

在今后的工作中，我们将再接再厉，开拓创新，以新形势下党的卫生与健康工作方针为指引，以推进健康中国建设为主线，在自治区科协的正确领导下，紧密结合公立医院改革新政，进一步总结经验，创新管理，充分发挥行业优势，组织各会员单位，努力全方位、全周期维护人民健康。继续做好医院管理学术交流、科学普及、决策咨询、助力创新，繁荣医院管理学术园地。加强地区与地区、国际与地区合作与交流，增进同行业组织的联系与交往，结合我区实际，为医疗服务行业的改革与发展献计献策。同时进一步加强协会自身建设，不断提高工作水平，严格按照协会章程开展工作，为把宁夏医院管理协会办成一个充满活力、开拓务实、具有凝聚力和创造力、受行业拥护、政府满意的社会组织再创辉煌。

协会章程、工作制度

1. 宁夏医院管理协会章程

第一章　总　则

第一条　本会的名称为"宁夏医院管理协会"（以下简称本会）。英文名称是：Ningxia Hospital Management Association（缩写：NHMA），会徽为"🅜"。

第二条　本会是由依法获得医疗机构执业许可的各级各类医疗机构、与医院经营管理相关的科研院所、社会团体、相关医药企业以及从事医院管理的个人自愿组成的宁夏全区性、行业性、非营利性的科技社会团体。

本会会员分布和活动地域为全区。

第三条　本会的宗旨是：遵守我国宪法和法律法规、国家政策，践行社会主义核心价值观，遵守社会道德风尚，自觉加强诚信自律建设；执行国家卫生工作方针和政策；依法加强医疗行业管理，维护会员合法权益；发挥行业指导、自律、协调、监督作用，提高医疗机构的管理水平，推动医疗机构改革和发展，为保护人民健康和社会主义现代化建设服务。

第四条　本会坚持中国共产党的全面领导，根据中国共产党章程的规定，设立中国共产党的组织，开展党的活动，为党组织的活动提供必要条件。履行保证政治方向、团结凝聚群众、推动事业发展、建设先进文化、服务人才成长、加强自身建设等职责。

第五条　本会登记管理机关是宁夏民政厅，接受民政厅的登记、监督、管理。

第六条　本会的注册会址：宁夏银川市金凤区庆祥街 120 号，邮编750001。

第二章　业务范围

第七条　本会的业务范围：

（一）严格遵守国家法律法规，贯彻新时期卫生与健康工作方针政策和国家卫生行政部门的重大工作部署，协助政府部门加强行业自律性管理，发挥业务指导作用，促进我区医疗机构的改革、建设与发展。

（二）依法维护医疗行业的合法权益，维护医疗机构及其管理人员的合法权益，努力营造和谐有序的经营环境和秩序。

（三）结合医疗机构的重大、热点、难点问题，开展调查研究，反映他们的真实情况和诉求，为法律法规和相关政策的制定以及宏观决策提供科学、客观依据。

（四）开展医院管理及相关专业领域的继续教育，推广国内外区内外先进的管理理念、经验和做法，实施院、科两级领导岗位人员培训，提高医院管理人员的专业技能和水平。

（五）结合医院管理工作，开展学术、技术研究，推广研究成果和开展学术交流活动。

（六）受卫生行政部门委托或批准，开展以下活动：

1.开展医德医风、医疗质量和医疗安全等行业监督、检查，促进医疗机构提高医疗质量和服务水平，保证医疗安全，打造人民满意医院。

2.协助制订医疗机构行业规范、技术标准，参与医疗机构评审等工作。

3.协助建立健全医院管理人员的考核体系，进行医疗机构管理人员从业资格培训及认证。

4.依照有关规定，经批准，开展优秀医院院长及突出贡献奖评比表彰活动，建立和审定宁夏医院协会医院管理科技创新奖。

（七）组织城市医疗机构支持农村和贫困地区提高医疗卫生管理水平。

（八）开展医院建筑及常用仪器设备管理规范工作和质量分析与评价等工作。

（九）依照有关规定，编辑出版医疗机构管理方面的学术期刊、书籍及信息资料、音像制品。

（十）开展与自治区内外、国内外医院管理工作的交流与合作，借鉴和分享有益的经验；促进医疗机构间的交流与合作以及医疗机构与政府主管部门、有关社会团体、新闻媒介的交流、沟通和协作。

（十一）承办行政主管部门委托的其他工作。

第三章　会　员

第八条　本会会员分为单位会员和个人会员。

第九条　申请加入本会的会员，必须具备下列条件：

（一）拥护本会章程。

（二）获得卫生行政部门核发的《医疗机构执业许可证》，并具有独立法人资格的医疗机构。

（三）中国人民解放军和中国人民武装警察部队卫生部门核准的在宁夏面向社会提供医疗服务的军队医疗机构。

（四）与医院经营管理相关的科研、教学机构。

（五）各地市医院协会、医院管理学会（协会）及其他相关学术团体。

（六）积极参加本会活动，愿意对本会工作提供无偿支持，且拥有良好行业声誉的医药相关企业。

（七）个人会员须具备下列条件之一：

1. 医疗机构的现任领导和二级、三级医疗机构的现任科（处）领导或具有主管以上专业技术职称的从事医院管理工作的人员。

2. 取得大学本科以上学历，在医院管理岗位或卫生行政部门工作三年以上人员；或取得专科学历，在医院管理岗位或卫生行政部门工作五年以上人员。

第十条　会员入会程序是：

（一）提交入会申请书；

（二）经理事会讨论通过；

（三）由理事会或常务理事会授权的机构颁发会员证。

第十一条　会员享有下列权利：

（一）本会的选举权、被选举权和表决权；

（二）参加本会组织的活动；

（三）获得本会服务的优先权；

（四）对本会工作的批评建议权和监督权；

（五）入会自愿、退会自由。

第十二条　会员履行下列义务：

（一）执行本会的决议；

（二）维护本会的合法权益；

（三）完成本会交办的工作；

（四）按规定缴纳会费；

（五）向本会反映医疗机构改革、发展和管理方面的情况，提供有关建议和资料。

第十三条　会员退会应书面通知本会，交回会员证。会员如果一年不缴会费或不参加本会活动的，视为自动退会。

第十四条　如有严重违反本章程的行为，经理事会或常务理事会表决通过，予以除名。

第四章　组织机构和负责人产生、罢免

第十五条　本会的最高权力机构是会员代表大会，会员代表大会的职权是：

（一）制定和修改章程；

（二）选举和罢免理事；

（三）审议理事会工作报告和财务报告；

（四）决定终止事宜；

（五）制订和修改会费标准；

（六）决定其他重大事宜。

第十六条　会员代表大会须有 2/3 以上的会员出席方能召开，其决议须经到会会员代表半数以上表决通过方能生效。

第十七条　会员代表大会每届五年。因特殊情况需提前或延期换届的，须由理事会表决通过，报民政厅批准同意。延期换届最长不超过一年。

第十八条　理事会是会员代表大会的执行机构，在会员代表大会闭会

期间领导本会开展日常工作，对会员代表大会负责。

第十九条　理事会的职权是：

（一）执行会员代表大会的决议；

（二）选举和罢免会长、副会长、秘书长；

根据会员代表大会的授权，在届中可以增补、罢免部分理事，最高不超过原理事总数的1/5；

（三）筹备召开会员代表大会，负责换届选举工作；

（四）向会员代表大会报告工作和财务状况；

（五）决定会员的吸收或除名；

（六）决定设立办事机构、分支机构、代表机构和实体机构；

（七）决定副秘书长、各机构主要负责人的聘任；

（八）领导本会各所属机构开展工作；

（九）制订重要内部管理制度；

（十）审议年度工作报告和工作计划；

（十一）审议年度财务预算和决算；

（十二）决定其他重大事项。

第二十条　理事会有2/3以上理事出席方能召开，其决议须经到会理事2/3以上表决方能通过方能生效。

第二十一条　理事会每年至少召开一次会议，情况特殊的，也可采用通讯形式召开。

第二十二条　本会设立常务理事会。常务理事会由理事会选举产生，在理事会闭会期间，行使第十九条第一、三、五、六、七、八、九项的职权，对理事会负责。

第二十三条　常务理事会须2/3以上常务理事出席会议方能召开，其决议须经到会常务理事2/3以上表决通过方能生效。

第二十四条　常务理事会至少半年召开一次会议；情况特殊也可采用通讯形式召开。

第二十五条　本会的会长、副会长、秘书长必须具备下列条件：

（一）坚持中国共产党的领导，拥护中国特色社会主义，坚决执行党的路线、方针、政策，具有良好的政治素质；

（二）具备相应的专业知识、经验和能力，熟悉行业情况，在本行业领域有较大影响；

（三）本会会长、副会长、秘书长最高任职年龄不超过70周岁，秘书长逐步实现专职；

（四）身体健康，能正常履职履责；

（五）未受过剥夺政治权利的刑事处罚；

（六）具有完全民事行为能力。

第二十六条　本会会长、副会长、秘书长如超过最高任职年龄的，须经理事会表决通过，报主管单位审查并经社会团体登记管理机构批准同意后，方可任职。

第二十七条　本会会长、副会长、秘书长任期每届5年，最长不超过2届，因特殊情况需延长期限的，须经会员代表大会2/3以上的会员代表表决通过，报主管部门审查并经社会团体登记管理机构批准同意后，方可任职。

第二十八条　本会会长为本团体的法定代表人。如有特殊情况需要副会长或秘书长担任法定代表人，须报请社会登记管理机关批准同意后，方可担任。

本会法定代表人不兼任其他团体的法定代表人。

第二十九条　本会会长行使下列职权：

（一）召集和主持理事会或常务理事会；

（二）检查会员代表大会、理事会、常务理事会决议的落实情况；

（三）代表本会签署有关重要文件；

（四）召集和主持会长办公会，讨论并决定重大事项。

第三十条　本会秘书长行使下列职权：

（一）主持办事机构开展日常工作，组织实施本会年度工作计划；

（二）协调各分支机构、代表机构、实体机构开展工作；

（三）提名本会副秘书长、分支机构、办事机构、实体机构主要负责人人选，交理事会或常务理事会决定；

（四）决定本会办事机构、代表机构、实体机构专职工作人员的聘用；

（五）拟定年度工作报告和工作计划，报会长审核后，提交理事会或常务理事会审议；拟订年度财务预算，决算报告，报会长审核后，提交理事会或常务理事会审议；

（六）拟订内部管理制度，经会长审核后，提交理事会或常务理事会审议；

（七）处理其他日常工作。

第三十一条　本会设立监事会，其成员为 3 人。监事会任期与理事会任期相同，任期届满，连选可以连任。

第三十二条　监事在发起人、本单位从业人员或有关单位推荐的人员产生或更换。监事会中的从业人员代表由单位从业人员民主选举产生。

本会理事、会长及财务负责人，不得兼任监事。

第三十三条　监事会行使下列职权：

（一）检查本会财务；

（二）对本会主要负责人违反法律法规或章程的行为进行监督；

（三）当本会主要负责人的行为损害本会利益时，要求其予以纠正；监事须列席理事会及会员代表大会。

第三十四条　监事会会议实行 1 人 1 票。监事会决议须经全体监事过半数表决通过，方为有效。

第五章　资产管理、使用原则

第三十五条　本会经费来源：

（一）会费；

（二）捐赠；

（三）政府资助；

（四）在核准的业务范围内开展活动、提供服务的收入；

（五）利息；

（六）其他合法收入（购买服务）。

第三十六条　本会按照国家有关规定收取会员会费：三级甲等医院及企业理事单位每年 20000 元；三级乙等医院及企业会员单位每年 15000 元；二级医院每年 6000 元；其他医院每年 3000 元；个人会员每人每年 50 元。

第三十七条　本会经费必须用在本章程规定的业务范围和事业的发展，不得在会员中分配。

第三十八条　本会建立严格的财务管理制度，保证会计资料合法、真实、准确、完整。

第三十九条　本会配备具有专业资格的会计人员。会计不得兼任出纳。会计人员必须进行会计核算，实行会计监督。会计人员调动工作或离职时，必须与接管人员办清交接手续。

第四十条　本会资产管理执行国家规定的财务管理制度，接受会员代表大会和财务部门的监督。资产来源属于国家拨款或社会捐赠、资助的，必须接受审计机关的监督，并将有关情况以适当的方式向社会公布。

第四十一条　本会换届或更换法定代表人之前必须接受社团登记管理机关组织的财务审计。

第四十二条　本会的资产，任何单位、个人不得侵占、私分和挪用。

第四十三条　本会专职工作人员的工资和保险、福利待遇，参照国家对事业单位的有关规定执行。

第六章　章程的修改程序

第四十四条　本会章程的修改，须经理事会表决通过后报会员代表大会审议。

第四十五条　本会章程的修改，须经会员代表大会通过后 15 日内，报社团登记管理机关核准后生效。

第七章　终止程序及终止后的财产处理

第四十六条　本会完成宗旨或自行解散或由于分立、合并等原因需要注销的，由理事会或常务理事会提出终止动议。

第四十七条　本会终止动议须经会员代表大会表决通过，并报登记管理机构审查同意。

第四十八条　本会终止前，须在登记管理机构指导下成立清算组织，清理债权债务，处理善后事宜。清算期间，不得开展清算以外的活动。

第四十九条　本会经社团登记管理机关办理注销登记手续后即为

终止。

第五十条 本会终止后的剩余财产，在社团登记管理机关的监督下，按照国家有关规定，用于发展与本团体宗旨相关的事业。

第八章 附 则

第五十一条 本章程经 2022 年 6 月 24 日全体理事扩大会表决通过。

第五十二条 本章程的解释权归本会的理事会。

第五十三条 本章程自社团登记管理机关核准之日起生效。

2. 中共宁夏医院管理协会党支部制度

"三会一课"制度

"三会一课"是党组织生活的基本形式，是加强党员日常教育管理监督的主要途径。"三会"指定期召开支部党员大会、党支部委员会和党小组会，"一课"指按时上好党课。

（一）支部委员会

协会党支部原则上每月召开一次支委会，特殊情况时可随时召开。会议由党支部书记召集并主持，全体支委会成员参加，书记不在时由书记委托其他委员主持。

支会议议题一般包括：1. 传达贯彻上级党委的决议和指示、批示。2. 研究部署本协会工作任务和具体安排。3. 研究本支部党的建设和党员教育及协会发展过程中重要工作事项。4. 研究培养、发展新党员问题。5. 讨论研究协调工会等组织工作方面的问题。

（二）党员大会

协会党支部一般每季度召开一次党员大会。由党支部书记召集并主持，书记不在时委托其他委员主持。

党员大会的主要任务是：1. 学习党的路线、方针、政策，传达上级党组织的决议、指示、批示，研究制订贯彻落实的具体计划、措施。2. 定期听取和审查支部委员会的报告，对支部委员会的工作情况进行督促检查。3. 选举支部委员会及出席上级党代会代表，增补党支部委员。4. 讨论并决定接收新党员、预备党员转正、评选优秀党员，按照程序对犯错党员、不合格党员作出组织处理。5.讨论并决定党支部大会的其他重要事项。

（三）党小组会

支部根据党员情况和学习教育情况，可临时组织党员分小组开展活动。主要内容是根据党支部的安排和部署，组织党员政治理论、党的基本知识、科技文化和业务知识学习；研究如何贯彻执行支部决议和各项工作任务。党员汇报思想和工作情况，开展批评与自我批评；研究选举和发展党员工作；推荐优秀党员评选。

（四）党课

支部每季度进行一次党课教育学习。授课人由本支部书记、委员或党员担任。主要内容是：对党员和入党积极分子进行党性、党的基础知识、时事政治、科学文化等方面的教育。

党支部民主生活会制度

民主生活会是党内交流思想，统一意志，开展批评和自我批评，促进党内团结以及党的廉政建设，防止腐败现象发生，进一步促进工作的有力学习教育形式和措施。

一、时间要求

根据上级党组织的安排和要求，支部每年召开一次民主生活会，一般安排在第四季度，由上级党组织统一确定主题。如发生重大事项或重要问题，需党内进行对照检查、总结经验教训，提出整改措施时，应当专门召开民主生活会，及时剖析整改。

二、主要内容

主要就贯彻执行党的路线方针政策和决议情况，加强领导班子自身建设、实行民主集中制的情况，廉政建设及遵纪守法的情况，坚持群众路线、密切联系群众的情况等重要问题，进行检查、总结，开展批评和自我批评，达到统一思想，提高认识，强化执行力。

三、基本程序

党的民主生活会按照以下程序进行：确定主题—征求意见—谈心交心—撰写对照检查材料—开展批评和自我批评—制订整改措施——报告和

通报。

党支部组织生活会制度

党的组织生活是党内民主生活制度的一项重要内容，是党内相互之间开展批评与自我批评、相互学习提高、相互监督，增进了解、促进党内团结的重要措施。

一、协会党支部原则上每半年召开 1 次组织生活会，也可根据需要随时召开，由支部书记或委托人召集主持，参会范围一般为党支部全体党员。

二、组织生活会的主要内容是：检查党支部及支部委员在贯彻党的路线、方针、政策和上级党组织的决议，贯彻民主集中制原则，协会党支部工作计划、安排落实情况，检查在思想、工作、学习、生活等方面坚持党性原则，密切联系群众，遵纪守法、廉洁自律等方面的情况和问题，以及其他重要问题。

三、组织生活会要遵循"团结—批评与自我批评—团结"的方针，充分发扬民主，开展积极的思想斗争，实事求是地总结经验教训，通过交换意见、沟通思想、互相帮助，达到纠正缺点、错误，削除思想和工作上的分歧，增进团结，加强自身建设，增强党组织凝聚力、战斗力的目的。

四、组织生活会前要充分征求党内外人士意见建议，做好准备工作。

党支部民主评议党员制度

民主评议党员是加强党员党性修养、加强党性锻炼，提高党员素质和贯彻执行党的路线、方针、政策自觉性的措施之一。

一、时间要求

支部定期对党员开展民主评议党员活动，原则上每年开展 1 次，一般应结合党支部年度组织生活会进行。

二、评议内容

检查评议党员的共产主义信念、学习贯彻习近平新时代中国特色社会主义理论、贯彻执行党的基本路线和各项方针政策情况。能否正确处理国家、集体、个人利益之间的关系。做到个人利益服从党和人民利益，局部利益服从整体利益。能否切实地执行党的决议，遵守党的章程，履行党员义务，珍惜党员权利。能否密切联系群众、关心群众疾苦、艰苦奋斗、廉洁奉公，反对腐化奢侈，反对以权谋私。

三、基本方法

参加评议的每个党员要按照个人自评、党员互评、民主测评、组织评定的程序，对党员进行评议。按照优秀、合格、基本合格、不合格，确定评议等次。

预备党员参加民主评议，但不评定等次。

四、表彰和处理

党支部对评为优秀等次的党员通过适当方式进行表扬。对评为不合格等次的党员，及时进行批评教育，根据其表现和态度，采取限期改正、劝退、除名等方式进行组织处置。

党支部"主题党日"制度

"主题党日"是为了组织党员通过主题突出、形式多样的活动，让党员更好地继承和发扬党的光荣传统和优良作风，增强党性，提高素质的一项活动。

一、组织形式

"主题党日"活动由协会党支部组织开展，由党支部书记召集。

二、时间安排

"主题党日"每月组织一次，遇有特殊情况，活动时间由支部另行安排。

三、活动内容

支部"主题党日"活动要紧扣"两学一做"学习教育，与"三会一课"紧密结合开展活动：

1.组织学习讨论。深入学习党章、党规、习近平新时代中国特色社会主义思想，传达中央精神和自治区党委、社会组织党工委在党的工作方面的安排部署和要求。

2.开展现场教育。充分运用红色资源、警示教育基地，通过诵读党章、重温入党誓词、参观革命纪念地等形式开展现场教育。

3.开展党性分析。落实组织生活会、谈心谈话、民主评议党员等组织生活制度，组织引导党员严肃开展批评与自我批评，认真进行党性分析，明确努力方向和整改措施。

4.促进管理工作民主化。对协会党支部年度工作、阶段性任务、自身建设等，严格落实公开制度，自觉接受党员、群众监督。

5.服务党员群众。组织开展志愿服务、走访慰问、结对帮扶等活动，为群众办实事解难题。

四、活动要求

党支部要切实精心组织、认真实施，做到有计划、有主题、有安排、有总结。要灵活多样，形式丰富，让党员从中得到锻炼、受到熏陶，增加活动效果。

3. 宁夏医院管理协会工作制度

宁夏医院管理协会"三重一大"事项决策制度

第一条 为加强宁夏医院管理协会（以下简称"协会"）重大决策、重要人事任免、重大项目安排和大额度资金使用（以下简称"三重一大"）事项的有效监督，依照《中国共产党党内监督条例》《行政监察法》《关于实行党政领导干部问责的暂行规定》及《宁夏医院管理协会章程》的有关规定，制定本规定。

（一）重大决策事项，是指贯彻落实党和国家的路线、方针、政策、法律法规和上级重要决定的重大措施，党建工作以及党风廉政建设和纪检监察工作中的重大问题，协会制定的中长期发展规划、协会机构调整、年度计划、工作报告、重要合作项目立项、重要合同（协议）的签署，绩效考核、薪酬分配、福利待遇等涉及在职工作人员切身利益的重要事项。

（二）重要人事任免，是指协会及办事机构、分支机构领导人职务任免、岗位调整等事项。

（三）重大项目安排事项，是指协会重大活动、重要会议、重要调研（课题）项目、出国（境）考察等事项。

（四）大额度资金使用项目，是指协会年度预算内大额度资金（10万元以上）的调动和使用，超预算资金的调动和使用相关事项，以及申请追加（减）预算等事项和未列入预算（计划）的资金使用等事项。

第二条　"三重一大"事项管理必须遵循以下原则：

（一）凡涉及协会重大事项决策、重要人事任免、重大项目安排和大额度资金运作事项由会长办公会集体作出决定。

（二）坚持依法决策，遵循国家法律法规、《宁夏医院管理协会章程》及相关规章制度，保证各项决策合法合规。

（三）坚持规范决策，领导班子和部门负责人要按照议事规则和各自职责、权限进行决策。

第三条　决策方式

（一）会长办公会由会长主持，常务副会长、相关副会长、秘书长参加、副秘书长和相关部门负责人列席会议。会议议定事项应于会前通报参会人员。

（二）参加会长办公会的副会长、秘书长，要对研究的事项充分发表意见，会长应当最后发表结论性意见。研究多个事项时，应逐项研究决定。若存在严重分歧，应当推迟作出决定。

（三）会长办公会相关资料，应当完整、详细记录、编发会议纪要，存档备案。

第四条　决策规则及程序

（一）凡"三重一大"事项，除遇重大突发性事件或紧急情况外，应按规定程序决策。

（二）"三重一大"事项决策前，领导班子成员要通过多种方式对有关议题进行充分酝酿、沟通和磋商。

（三）对涉及面较广、风险较大的决策事项，应在局部范围内先行试点，可行后再正式决策实施。

第五条　重大事项决策程序

（一）主要负责人经过协商，确定需要讨论决策的议题。

（二）根据所要决策事项的内容，由办公室准备会议材料，确定时间、地点及参会人员等。

（三）会长办公会进行集体决策。

第六条　重要人事任免决策程序

（一）副秘书长、分支机构负责人、办事机构部门主任和副主任领导的任免，须按照岗位需要，按照有关政策及《宁夏医院协会管理章程》规定，在规范提名、任前考察等基础上依规做出拟任方案。

（二）其他重要人员任免、人才引进等，应按照人事管理制度做出拟任方案。

（三）根据决策事项及内容，准备会议材料，确定时间、地点、参会人员等。

（四）按照《宁夏医院管理协会章程》、议事规则等有关规定，应由相应会议审议决定后进行聘任。

第七条　重大事项安排决策程序：

（一）由项目发起或拟执行的协会办事机构、分支机构提交立项申请书。

（二）协会分管领导听取该项目可行性论证情况汇报，并提出具体意见。

（三）由分管领导及相关职能部门审核并签署意见，报秘书长或常务副会长审核。

（四）根据决定事项及内容，准备会议材料，确定时间、地点及参会人员等。

（五）由会长办公会议集体决策做出决定。

第八条　大额度资金使用事项：

（一）由资金运作执行机构提交相关工作方案及可行性报告。

（二）由协会财务部（必要时加上内部审计和监察部门）提出审核意见报项目分管领导。

（三）由项目分管领导审核并签署意见，报秘书长或常务副会长审核。

（四）根据决定事项及内容，准备材料、确定时间参加人员等。

（五）由会长办公会议集体决策做出决定。

第九条　"三重一大"事项决策一般要有计划性，严禁未经会议讨论表决擅自决定。如遇重大突发事件或情况紧急不能及时集体决策的，主要领导可临时处置，事后应及时与领导班子沟通并说明情况。

第十条　参会人员、会议记录人员、档案管理人员必须严格遵守集体决策纪律和保密规定，切实做好保密工作，不得泄密。

第十一条　决策执行

（一）"三重一大"事项决策后，必须严格遵照执行，任何个人无权改变集体决议，如有不同意见，可以保留，同时可按组织程序向上级反映，但在没有做出新的决策前，应无条件执行。

（二）"三重一大"事项决策后，由分管秘书长按分工和职责组织实施。遇有分工和职权交叉的，由主要领导明确一名班子成员牵头负责。

（三）负责执行决策的办事机构，应当制订决策实施方案，确保落实决策的工作质量和进度，不得推诿扯皮和拖延。

第十二条　附　则

（一）本《制度》自 2017 年 10 月 1 日实施。

（二）本《制度》的解释权归本会所有。

宁夏医院管理协会会员管理办法

第一章　总　则

第一条　为了加强宁夏医院管理协会（以下简称"本会"）会员管理，强化本会组织建设，维护会员的合法权益，根据《社会团体登记管理条例》和《宁夏医院管理协会章程》并结合本会特点，制定本办法。

第二条　本会实行会员制管理。会员制的宗旨是：建立规范科学的会员组织网络和快速传递信息系统，提高服务质量，增强本会的凝聚力，促进社会组织的协调、可持续发展。

第三条　本会办公室负责会员的管理服务工作。

第二章　会　员

第四条　凡拥护本会章程，执行本会决议，自愿履行会员义务的各社会团体、民办非企业单位、基金会和热心社会组织发展的单位及热爱社会组织事业的个人，均可申请加入本会。

第五条　本会会员分为单位会员、个人会员。

（一）单位会员：在各级民政部门依法登记的各类社会组织以及热心

支持本会工作的其他组织和企事业单位。

（二）个人会员：从事社会医院管理工作的职业工作者和管理工作者；对医院管理组织工作有一定造诣的专家、学者。

第六条 单位会员入会程序：

（一）申请单位向本会提出申请；

（二）填写《宁夏医院管理协会单位会员申请表》；

（三）提供该社会组织（企业）法人登记证书（复印件）或营业执照（复印件）以及近两年的工作业绩材料；

（四）经协会办公会讨论通过；

（五）由办公室颁发会员牌匾。

第七条 个人会员入会程序：

（一）本人向本会提出申请；

（二）填写《宁夏医院管理协会个人会员申请表》；

（三）提供个人身份证复印件及工作简历；

（四）提供近期正面免冠照片（大一寸或二寸）二张；

（五）经本会办公会讨论通过；

（六）由办公室颁发会员证书。

第八条 有下列情形之一者不予批准入会：

（一）无民事行为能力的个人、限制民事行为能力的个人；

（二）在申报过程中存在弄虚作假行为的；

（三）国家法律法规禁止的其他情形。

第九条 会员的权利：

（一）具有本会的选举权、被选举权和表决权；

（二）对本会工作提出建议、批评及监督的权利；

（三）优先获得本会指导和信息服务的权利；

（四）优先参加本会举办的各种活动的权利；

（五）有权要求本会保护其合法权益不受侵害；

（六）有权要求本会向政府反映其合理意见和建议；

（七）有申请退会的权利。

第十条 会员的义务：

（一）遵守国家的法律法规和有关政策规定；

（二）遵守本会章程；

（三）遵守本会有关管理规定，执行本会决议；

（四）积极促进本会事业的发展，维护本会声誉；

（五）积极参与和协助本会组织各项活动，积极向本会反映情况并提供必要的信息和资料；

（六）按时缴纳会费；

（七）完成本会交办的其他事宜。

第三章　会员管理

第十一条　为做好与会员的联系和服务工作，会员单位要指定专人与本会保持联系，联系人或联系地址如有变化应及时通报本会。

第十二条　本会对业绩突出的会员进行奖励。

对遵纪守法、遵守本会《章程》等规章制度、积极参加本会组织的各项活动、工作业绩突出的会员及会员单位，授予本会先进会员及会员单位荣誉称号，并给予一定的奖励。

第十三条　凡违反以下任何一款的会员，本会有权视情节轻重分别给予批评教育、警告、通报，直至终止会员资格的处分。

（一）未经本会批准，擅自以本会的名义组织各种活动；

（二）擅自以本会的名义从事与经营、商务有关的活动；

（三）擅自以本会的名义与区外、境外组织联络，并造成不良影响的；

（四）不按时缴纳会费的；

（五）违反本会章程及有关规定，情节严重的；

（六）触犯国家法律法规，受到刑事或相应处罚的；

（七）被登记管理机关吊销法人资格的；

（八）有损于社会组织形象，并造成恶劣影响的；

（九）无正当理由连续二年不参加本会活动的。

第十四条　受到奖励或处罚的会员，本会在指定媒体和网站进行公布。

第十五条　会员要求退会，需以书面形式报告本会办公室，并交回会员证。本会常务理事会批准退会报告后，会员资格被取消，本会办公室书面通知退会申请人。

第十六条　迟交会费逾期达一年以上，并经督促仍不缴会费的，视为自动退会。

第十七条　会员退会一经确认，即取消会员资格以及在本会的一切权利。

第四章　附　则

第十八条　本办法的解释权归本会办公室。

第十九条　本办法自常务理事会通过之日起生效。

宁夏医院管理协会分支机构管理办法

第一章　总　则

第一条　为了加强宁夏医院管理协会（以下简称"本会"）专业委员会（以下统称"分支机构"）的管理，充分发挥各分支机构的作用，根据《社会团体登记管理条例》（国务院令〔1998〕第 250 号）、《卫生部对社会组织管理的若干规定》（卫人发〔2011〕73 号）、《关于规范社会团体开展合作活动若干问题的通知》（民发〔2012〕166 号）、《民政部关于贯彻落实国务院取消全国性社会团体分支机构、代表机构登记行政审批项目决定有关问题的通知》（民发〔2014〕38 号）、《民政部、财政部关于加强社会组织反腐倡廉工作的意见》（民发〔2014〕227 号）、《民政部、财政部、人民银行关于加强社会团体、分支(代表)机构账务管理的通知》（民发〔2014〕259 号）、《中共中央办公厅、国务院办公厅印发关于改革社会组织管理制度促进社会组织健全有序发展的意见》（中办发〔2016〕46 号）和《宁夏医院管理协会章程》（以下简称"章程"）的有关规定，结合本会工作实际，制定《宁夏医院管理协会分支机构管理办法》（以下简称"办法"）。

第二条　分支机构是本会根据工作需要，依据业务范围的划分或会员组成特点，设立的专门从事某领域业务活动的非法人代表机构。

第三条　分支机构的名称前应冠以"宁夏医院管理协会";命名方式为"宁夏医院管理协会××分会"或"宁夏医院管理协会××专业委员会"或"宁夏医院管理协会××工作委员会",三者属性相同,均适用《办法》。分支机构开展活动时,应使用全称;其英文译名与中文名称一致,并报本会审核备案。

第四条　分支机构受本会领导和管理,在本会授权范围内开展活动,对本会负责。

第五条　分支机构开展活动应遵循以下原则:

（一）遵守国家法律法规。贯彻执行党和国家的方针、政策,坚持正确的政治方向。

（二）严格遵守《章程》和《办法》,自觉接受本会的领导、管理和监督,重要事项应及时向本会请示、报告,未经请示、报告或未获批准的,不得实施。

（三）紧密联系行业实际,组织开展健康、有益的活动,做到自律守信,扎实工作,热情服务,务实高效。

（四）开展活动不得以营利为目的。

第六条　分支机构的主要职责是紧紧围绕医院行业管理的中心工作,根据会员需求和分支机构的专业范围开展活动;加强会员之间、行业与政府之间的交流与合作,积极反映会员的意见、建议和要求,维护会员和行业的合法权益;结合医院管理开展研究工作,推广研究成果,开展经验交流;承办卫生行政主管部门和本会委托与授权的各项工作。

第七条　分支机构应根据《章程》和《办法》,制定本分支机构《管理办法》。

第二章　设立、变更与注销

第八条　分支机构的设立条件:

（一）具有明确的行业管理需求和明晰的工作任务与业务范围,已形成相对独立的专业领域或学科体系,与本会其他分支机构不存在交叉重复。

（二）已在全区医院形成独立部门或专业科室,造诣较深的行业或学科带头人以及热心社团工作的骨干和会员队伍。

（三）具备独立开展某领域管理和学术活动的条件和能力。

第九条 申请设立分支机构，应由该领域或该学科的学术带头人提议，7~10 名本会会员作为发起人，向本会提交成立该分支机构的申请，说明成立分支机构的目的、任务、业务范围、理由等。

第十条 本会受理新建分支机构的申请后，经有关办事机构审查，协会办公会研究同意，提交本会理事会或常务理事会审议通过。由分支机构管理部将审议结果通报发起人，正式行文批复筹建。

第十一条 分支机构不设立独立印章，凡需使用印章时，均需按相关审批流程向本会提出申请，经审批后由本会代章。

第十二条 本会负责提出分支机构的变更或注销，提交本会理事会或常务理事会审议通过后，予以变更或注销。

第三章 组织与职能

第十三条 新建分支机构获本会审议通过后，由本会与分支机构发起人协商成立新建分支机构筹备组，参照分支机构换届程序进行新建分支机构筹组工作。筹备组成立后半年内未能完成分支机构组建的，由本会重新成立筹备组，另行组建工作。

第十四条 分支机构设立委员会、常务委员会、每届任期五年。应根据学科发展现状，同时兼顾行业代表性和地域性，合理分配委员名额。委员会人数可根据行业规模设定，原则上不超过 150 人。

第十五条 委员会职能包括：

（一）根据本会的总体规划和分支机构承担的任务，制订分支机构的工作规划、年度计划及实施方案。

（二）根据《章程》的规定，结合本分支机构的职能任务及业务范围，组织开展业务活动。

（三）加强分支机构自身建设，积极发展本会会员，广泛收集会员的意见和诉求，并及时向本会和行政主管部门反映。

（四）制定、审议和修改本分支机构的《管理办法》。

（五）选举委员会常务委员、主任委员、副主任委员和秘书长，聘请名誉主任委员和顾问。

（六）组织编发本分支机构工作总结、会议纪要、工作简报、活动大事等。

（七）研究解决分支机构工作中存在的问题等。

第十六条 分支机构委员会应具备下列基本条件：

（一）从事本领域管理或专业技术工作，具有副科级以上行政级别或副高级以上专业技术职称，原则上应为所在单位在职人员。

（二）工作认真，作风正派，组织协调能力强，热心协会工作。

（三）身体健康，能坚持日常工作。

（四）首次当选时年龄不超过 60 岁。

（五）委员所在单位应为宁夏医院协会团体会员，委员个人应为宁夏医院协会个人会员。单位和个人未按规定办理入会或存在拖欠会费情况的，不能担任委员。

（六）无法律法规、国家政策规定不得担任的其他情形。

第十七条 分支机构主任委员、副主任委员、秘书长除符合第十六条的要求外，还应具备下列条件：

（一）有较高的医院管理或专业管理水平，在同类医院或同类专业领域中有一定威望。

（二）所在单位在本行业或本专业内具有较高知名度和影响力，愿意支持分支机构的工作。

（三）主任委员所在单位愿意为分支机构提供办公场所等分支机构开展业务活动所需的条件，并向本会做出书面承诺。

第十八条 常务委员会由委员会全体会议选举产生，负责分支机构的日常工作。常务委员人数一般不超过委员总数的三分之一。委员总数低于35 人（含 35 人）的分支机构不设常务委员会。

第十九条 分支机构委员会设主任委员 1 名，副主任委员原则上不超过 8 名，秘书长 1 名。从常务委员中产生。主任委员不兼任本会其他分支机构主任委员。

第二十条 分支机构可设副秘书长 2 ~ 3 人，由主任委员聘用，报本会备案。

第二十一条 原则上，分支机构主任委员、副主任委员连任不超过两届。分支机构常务委员连任不超过三届，特殊情况须连任的，报本会审批。

第二十二条 分支机构实行主任委员负责制。主任委员主持分支机构工作，副主任委员协助主任委员负责分管工作。分支机构秘书处是分支机构的常设办事机构，由秘书长、副秘书长和工作人员组成。分支机构原则上不从社会聘用专职工作人员。分支机构应贯彻民主办会原则，重大事项须经委员会全体会议或常务委员会全体会议讨论决定，并及时向本会请示报告。

第二十三条 委员会全体会议每年至少召开1次，常务委员会全体会议每年至少召开1次，会议的时间、地点和内容须预先通知本会相关部门，会议纪要须及时上报和下发。

第二十四条 分支机构的换届工作由本会办事机构负责组织，与分支机构协商成立换届工作小组，换届筹备委员会人数一般不超过9人。本届分支机构秘书处协助换届工作小组进行换届筹备工作。

第二十五条 分支机构任期届满前六个月由本会下发改选换届通知，开始筹备换届事宜，并在届满后一个月内召开换届选举会议。换届工作小组应根据《办法》的相关规定，制订换届工作方案，并上报本会审批。经本会批准后，方可组织开展新一届委员会提名推荐工作。

第二十六条 换届时，委员更新比例原则上不低于三分之一，不超过三分之二。委员候选人由换届筹备工作小组提名，按其干部管理权限报所在单位组织人事主管部门批准，必要时均应征求其所在医院的意见。

第二十七条 换届筹备工作小组负责委员候选人资格审查，并提出新一届委员、常务委员、副主任委员候选人名单，报本会审批。

第二十八条 候选人名单经本会书面批准后，换届筹备工作小组应适时组织召开分支机构换届选举会议，选举产生委员；召开新一届委员会全体会议，以无记名投票方式从委员中选举常务委员，从常务委员中选举副主任委员。

第二十九条 分支机构主要由本会负责提名人选，委员会全体会议选举产生。秘书长由当选的主任委员提名，委员会表决通过。

第三十条 选举时，到会委员候选人必须达到委员候选人总数三分之二以上。选举时，获得半数以上赞成票且得票多的候选人当选。如果两人或两人以上得票相等，应重新投票，得票多者当选。

第三十一条　分支机构委员会可聘任名誉主任委员和顾问。卸任的前任主任委员报协会审批后可受聘为新一届委员会名誉主任委员，卸任的前任副主任委员，对本分支机构的工作有突出贡献的，报协会审批后可受聘为新一届委员会顾问。名誉主任委员、顾问任期一届。

第三十二条　当选的主任委员、副主任委员、秘书长、常务委员、委员由本会统一颁发证书；名誉主任委员、顾问由本会颁发聘书；副秘书长由分支机构颁发聘书。

第三十三条　分支机构换届工作完成后，主任委员与本会签订工作责任书。本分支机构一年内未开展活动的，经本会批准，限期整改或调整主任委员，或由本会组织提前换届。

第三十四条　委员会届满因故不能按期换届的，由分支机构常务委员会全体会议讨论通过后，向本会提出延期换届申请，报本会会长办公会审批。延期换届原则上不超过一年，不能在规定时间内完成换届工作，将由本会直接组织实施换届工作。

第三十五条　主任委员在任期内因工作调动、身体健康等原因不宜继续担任主任委员职务的，由本人提出，报本会常务理事会表决通过后，可中止其职务，并由本会颁发感谢状。接任的主任委员人选由本会与分支机构共同研究提出，经委员会表决通过后，报本会常务理事会批准，由本会颁发主任委员证书并办理分支机构负责人变更手续。

第三十六条　分支机构换届调整时，应及时做好相关工作文件的移交，确保本分支机构的连续性。

第三十七条　如确有工作需要，在控制委员总人数的前提下，委员会可增补委员。广泛征询意见后，由分支机构向本会提交增补委员的书面请示和候选人名单。本会审核批准后，由分支机构召开委员会全体会议或常务委员会全体会议进行表决，获得委员半数以上同意的，方可增补为委员。每年可办理一次，委员会任期的最后一年原则上不办理。分支机构增补常务委员原则上候选人需首先是委员人选，方可成为常务委员候选人。

第三十八条　委员在任期内不积极参加分支机构活动、不能完成本会及分支机构交办工作、不按时缴纳会费、无法履行委员应尽义务的，经分支机构常务委员会讨论通过，报本会审批，可取消委员资格。

第三十九条　分支机构应从严控制专业学组的设置并严格管理。如确有设置需要，分支机构应在充分论证其必要性和可行性的基础上，经全体委员会会议或常务委员会会议讨论通过后，向本会提出申请。经本会审核批准后，方可设立。

第四十条　学组人数原则上为25～51人，设组长1人，副组长3～4人，学组组长应在分支机构常务委员中产生。根据工作需要适当吸收非委员人选参与工作。学组换届工作一般应在其所属分支换届改选后半年内完成。

第四十一条　专业学组必须遵守其所属分支机构的《管理办法》，在分支机构委员会的领导下开展活动，不另制定管理办法，不刻制印章。定期向其所属分支机构汇报工作，制订工作计划需经其所属分支机构审议后上报本会批准方可实施。如不能按照工作计划开展工作，由其所属分支机构常务委员会研究，经报本会批准提出整改或撤销方案。

第四章　业务活动

第四十二条　分支机构开展业务活动，应遵守《章程》和理事会审议通过的该分支机构业务范围，应有利于我区医院行业的建设与发展，符合本分支机构的性质和特点，积极、规范、有效地进行，严禁开展任何以营利为目的的活动。

第四十三条　分支机构的业务活动受本会管理、指导与监督。分支机构每年年终应向本会报送当年工作总结和下年度活动计划。

第四十四条　分支机构开展活动时，如需签订协议或合同书等法律文件，应对其内容认真审核，并向本会提出申请，由本会法定代表人审核签订或经本会法定代表人授权后由分支机构签订。

第四十五条　分支机构与其民事主体开展合作活动必须经本会授权或批准。凡涉及使用分支机构名称或有经济往来的，除上报本会审批外，还应参照《办法》第四十四条的规定，与合作方签订协议，明确各方权利、义务和法律责任。

第四十六条　分支机构开展合作活动时，应对合作方的资质、能力、信用等进行甄别考察，对合作内容做好风险评估，对合作项目全程监督，切实履行相关职责，不得以挂名方式参与合作。

　　第四十七条　分支机构将自身业务活动委托其他组织承办或协办的，应当加强对所开展活动的指导和监督。严禁将分支机构的业务活动转包或者委托与分支机构负责人有直接利益关系的人或组织实施。

　　第四十八条　分支机构与境外组织或者个人进行合作，应该遵守有关法律法规和外事管理规定。

　　第四十九条　本会对分支机构实行业务活动审批制度，凡属参与、组织或者联合组织开展的业务活动，均应在该活动的筹备工作启动前至少一个月呈报本会审批。活动结束后，应及时将书面总结上报本会。对于分支机构违反上述规定，擅自开展业务活动的，本会有权责令停止。

　　第五十条　分支机构应结合本专业工作任务开展调查研究，每年至少完成并向本会提交一篇调研报告，反映本领域的行业情况和诉求，提出行业管理意见和建议。

　　第五十一条　分支机构应保质保量完成本会或上级主管部门交办的行业规范、专项调研、政策咨询与建议等工作和任务。分支机构接到上级主管部门委托的上述任务时，应将委托文件、项目计划书、财务预算报本会审批备案。分支机构完成委托任务后应将拟提交上级主管部门的行业规范文本、专项调研报告、政策咨询与建议文件、财务决算等须预先提交本会审核，通过审核后方能上报上级主管部门。

　　第五十二条　分支机构接受本会或上级主管部门委托或自行实施技术准入或相关评价、认证等专业技术性工作时，要根据有关部门要求拟定相关工作方案，制订聘请专家遴选条件及标准报本会办事机构审批，提交会长办公会审定；要按照审定后的聘请专家条件及标准建立专家库，按照审定后的方案实施技术准入或相关评价、认证；最后将工作依据、方法、专家意见以及结果、结论等形成书面报告，交本会审定后方可上报或实施。

　　第五十三条　分支机构举办的全区性学术会议或培训活动，原则上应列入协会年度学术会议、培训活动计划，由本会相关办事机构审核学术会议、培训活动通知，并实施学术质量督查。学术会议、培训活动结束后要及时向本会相关办事机构上报总结和参加人员名录。分支机构如开展具有继续教育学分的培训项目，应事先报本会相关办事机构审批后方可执行。

　　第五十四条　分支机构应及时将本分支机构的重要工作、学术会议、行业动态信息等提交本会网站。

第五十五条　分支机构印发内部资料性出版物，应按规定履行申报手续，遵守国家新闻出版行政管理法规和要求，规范出版。

第五十六条　本会可委托分支机构承办与其专业领域有关的评选表彰活动，具体办法另行规定。

第五十七条　分支机构应积极履行对本会的义务，支持和参与本会活动，认真完成本会交办的工作。应按照本会统一部署，支持和参与本会举办的大型综合性活动；积极发展会员，协助本会做好会费收缴工作，并结合本分支机构业务范围和职能特点，为本会会员提供优质服务。

第五十八条　分支机构应对其组织开展的各种活动资料、会议总结或纪要等进行认真收集、整理，妥善保管。

第五章　财务管理

第五十九条　分支机构财务实行"集中管理，独立核算"的管理制度，分支机构的财务核算统一纳入本会管理。

第六十条　本会执行《民间非营利组织会计制度》，分支机构须将全部收支纳入本会财务法定账簿核算。

第六十一条　分支机构不具有法人资格，不得开设银行账户，不得使用其他单位或个人的银行账户进行账务往来；不得进行投资、融资、租赁、抵押、借贷或经济担保等活动；不得账外建账；不得设立"小金库"。严禁以各种方式强制企业或者个人入会、强行拉赞助等，以本会名义举办的会议、培训等各类活动所发生的经费往来，必须纳入本会法定账户核算管理。

第六十二条　分支机构财务收支预算要严格按照国家法律法规和协会制定的财务规章制度执行，严格按照预算决算管理，不得擅自扩大开支范围，提高开支标准。

第六十三条　分支机构在本会授权范围内可以依据本会会费标准代表本会收取会费，其收取的会费属于本会所有，应当缴入本会账户统一核算。分支机构不得单独制定会费标准，不得截留会费收入。

第六十四条　分支机构经本会授权可以代表本会接受捐赠收入，捐赠收入应当缴入本会账户统一核算。分支机构不得自行接受捐赠收入，不得截留捐赠收入。

第六十五条　分支机构接受社会支持资金开展的合作项目，要体现公益性、不以营利为目的，符合《章程》和宗旨。

第六十六条　以宁夏医院管理协会名义接受行政部门委托项目，不得自行筹集资金代行宣传、教育、培训等事项。

第六十七条　行政部门委托的项目资金，须严格按照协议的财务预算执行，不得再次委托其他单位或个人，不得改变资金的用途。

第六十八条　分支机构凡涉及大额度资金调度使用，须集体讨论做出决定，并形成会议纪要上报本会审核备案。涉及金额 5 万元（含 5 万元）以上的，须报本会批准。

第六十九条　分支机构的办公设备一般由挂靠单位提供，原则上不发生固定资产费用；确因工作需要购买的，须报本会批准，并纳入本会固定资产管理。

第七十条　分支机构每年须分担本会部分办公成本支出，具体办法另行规定。

第七十一条　原则上本会不为分支机构提供垫付、借款等，如确有特殊情况，须报本会审批。

第七十二条　分支机构的日常报销管理，按本会的有关规定执行。

第六章　考核与奖惩

第七十三条　本会定期对分支机构进行考核。考核结果分为优秀、合格、不合格三个等级。

第七十四条　考核内容：

（一）遵守国家法律法规和各项政策规定，严格履行《章程》和《宁夏医院管理协会分支机构管理办法》，做到在本会授权的业务范围内依法、依规开展活动，规范运作。

（二）围绕本会年度工作的总体安排，制定分支机构的年度工作计划；按时向本会上报年度工作总结、工作计划；每年至少举办 1 次全区性的业务活动。

（三）坚持民主办会，各项制度健全，内部管理规范；每年定期组织召开分支机构常务委员会和委员会全体会议；按时按规定开展换届工作。

（四）自觉服从本会领导，较好地完成本会布置的任务和工作。

（五）积极组织本专业领域的医疗机构和个人加入宁夏医院协会。

（六）注重与本会的信息沟通，切实贯彻重大活动审批制度。

第七十五条　发生以下行为之一，并造成严重后果的分支机构，其考核结果一律为不合格。

（一）开展损害国家、社会和行业利益与形象的活动。

（二）从事以营利为目的的经营活动。

（三）未经本会批准，以宁夏医院管理协会名义开展活动或使用宁夏医院管理协会会徽等无形资产。

（四）未经本会法定代表人授权，擅自与其他机构签署协议、合同等法律文件。

（五）擅自开立银行账户，擅自进行投融资、租赁、抵押、借贷或提供经济担保；设立"账外账""小金库"或将分支机构的经费存入企业或挂靠单位。

第七十六条　对考核结果优秀的分支机构，由本会授予"宁夏医院协会年度优秀分支机构"的荣誉称号；对其主任委员或秘书长授予"宁夏医院协会年度先进工作者"的荣誉称号。

第七十七条　对于考核结果不合格的分支机构，责成其提出整改方案，同时对其主要负责人提出批评；对违规情节严重的，可免除其主要负责人的职务。

第七十八条　考核结果将作为分支机构换届工作安排的主要依据之一。

第七章　附　则

第七十九条　本《办法》自 2018 年 3 月 1 日起实施。

第八十条　本《办法》的解释权归本会所有。

宁夏医院管理协会会费管理办法

第一章　总　则

第一条　为了加强会费管理，合理收支，更好地为会员服务，根据民政部、财政部《关于调整社会团体会费政策有关问题的通知》（民发〔2003〕95号）文件的有关规定，结合本会会员实际情况，制定本办法。

第二条　根据《宁夏医院管理协会章程》相关规定，宁夏医院管理协会的会员（单位、个人）有按时缴纳会费的义务。

第二章　会费管理

第三条　本会的会费管理，执行国家规定的财务管理制度，并接受会员代表大会及有关部门的监督。

第四条　本会秘书长负责会员会费管理工作。

第五条　会费的收支纳入本会常设机构的财务账户进行管理，并单独核算，配备专职或兼职的会计人员。

第六条　严格遵守国家规定的财务制度，坚持专人审批手续。加强民主理财和定期检查制度。

第七条　根据本会工作计划和会费来源，编制年度收支预算、年度决算，经常务理事会审查通过。

第八条　主要经费开支严格执行年度预算，预算外开支要经常务理事会或会长办公会通过，日常费用开支按照本会财务管理办法的规定执行。

第九条　会员退会或被除名时，不再退还已缴纳的会费、资助和捐赠。

第三章　会费收缴

第十条　会费收取标准

三级甲等医院及企业理事单位每年20 000元；三级乙等医院及企业会员单位每年15 000元；二级医院每年6000元；其他医院每年3000元。

个人会费每年50元，三级医院有3名免会费个人会员，二级医院有2

名免会费个人会员，其他医院医疗机构有 1 名免会费个人会员。

第十一条　会费缴纳办法

（一）会员入会，应填写入会登记表，按规定缴纳会费，会费可一次缴 5 年的会费，也可一年一缴，由各团体会员单位的医务科主任负责，每年 6—7 月缴清。

（二）会费可缴现金，也可转账信汇，由宁夏医院管理协会出具正式社团专用收据，宁夏医院管理协会的开户银行：宁夏银行科技支行，账号：113010188200011685，收款单位：宁夏医院管理协会。

（三）完成入会手续后，由协会发给会员证。

（四）会费主要用于为会员服务性支出和补贴协会工作支出，不得挪作他用。

第四章　会费使用

第十二条　会费的使用实行预算管理、严格审批、量入为出，主要用于：

（一）为会员提供信息、宣传材料等开支；

（二）日常办公经费开支；

（三）举办各种活动的补贴性开支；

（四）召开会员大会或会员代表大会、理事会、常务理事会等会议的部分开支；

（五）开展本会的宣传推广活动，推动社会组织发展的公益性事业开支；

（六）对有突出贡献的单位或个人会员的奖励；

（七）《社会团体登记管理条例》规定的其他经费开支。

第五章　附　则

第十三条　本办法自登记管理机关核准之日起生效。

第十四条　本办法解释权归本会常务理事会。